PARP-Inhibition in der Therapie des Ovarialkarzinoms

UNI-MED

UNI-MED Verlag AG
Bremen - London - Boston

Hanker, Lars:
PARP-Inhibition in der Therapie des Ovarialkarzinoms / Lars Hanker, Felix Hilpert.-
1. Auflage - Bremen: UNI-MED, 2025
(UNI-MED SCIENCE)
ISBN 978-3-8374-1680-0

Printed in Europe

UNI-MED. Die beste Medizin.

In der Reihe UNI-MED SCIENCE werden aktuelle Forschungsergebnisse zur Diagnostik und Therapie wichtiger Erkrankungen "state of the art" dargestellt. Die Publikationen zeichnen sich durch höchste wissenschaftliche Kompetenz und anspruchsvolle Präsentation aus. Die Autoren sind Meinungsbildner auf ihren Fachgebieten.

Der Verlag dankt den Firmen GlaxoSmithKline GmbH & Co. KG und AstraZeneca GmbH, ohne deren Unterstützung die hochwertige Ausstattung dieses Buches nicht zu diesem günstigen Preis möglich gewesen wäre. Der Verlag versichert, dass die Firmen keinerlei Einfluss auf den Inhalt des Buches nehmen konnten.

Vorwort und Danksagung

Die Behandlung des Ovarialkarzinoms stellt seit jeher eine der größten Herausforderungen in der gynäkologischen Onkologie dar. Die Kombination aus unzureichenden Früherkennungsmöglichkeiten und limitierten therapeutischen Optionen hat diesem Tumor den Ruf eines „Problemkarzinoms" eingebracht. Umso erfreulicher ist es, dass mit der Entwicklung der PARP-Inhibitoren ein bedeutender Fortschritt in der medikamentösen Therapie erzielt werden konnte. Diese Substanzklasse hat in den letzten Jahren nicht nur das therapeutische Arsenal erweitert, sondern auch die Perspektiven zahlreicher Patientinnen grundlegend verbessert.

Das vorliegende Werk widmet sich diesem zukunftsweisenden Thema und beleuchtet die vielfältigen Aspekte der PARP-Inhibition beim Ovarialkarzinom. Es bietet sowohl eine fundierte Übersicht über die molekularen Grundlagen und klinischen Studien als auch praxisorientierte Einblicke in den Einsatz dieser Substanzen in der Behandlung von Patientinnen.

Unser besonderer Dank gilt an dieser Stelle allen Autorinnen und Autoren, die mit ihrer Expertise und ihrem Engagement wesentlich zum Gelingen dieses Buches beigetragen haben. Mit ihrer Arbeit ist es gelungen, ein umfassendes Nachschlagewerk zu schaffen, das nicht nur den aktuellen Wissensstand widerspiegelt, sondern auch wichtige Impulse für die zukünftige Forschung und Therapieentwicklung setzen kann.

Wir hoffen, dass dieses Buch einen wertvollen Beitrag zur Vertiefung des Verständnisses der PARP-Inhibition leistet und zugleich ein nützliches Werkzeug für alle in Forschung und Klinik Tätigen darstellt.

Im Januar 2025 *Die Herausgeber*

Geleitwort

Das Ovarialkarzinom ist mit gut 7000 Neuerkrankungen das zweithäufigste gynäkologische Karzinom und stellt aber durch mangelnde effektive Früherkennung auch gleichzeitig eines der großen Problemkarzinome dar, da seit Jahren unverändert dieser Tumor bei den meisten Frauen erst im fortgeschrittenen Stadium diagnostiziert wird. Dieser Tumor wird typischerweise operativ und systemtherapeutisch behandelt. Bezüglich operativer Techniken und Behandlungsqualität zeigte sich sicherlich in den letzten Jahren eine deutliche Verbesserung, allerdings ist für eine Optimierung der Behandlungsergebnisse auch eine Verbesserung der systemtherapeutischen Möglichkeiten entscheidend. In den 1990er Jahren zeigte sich durch die Einführung der Taxane in Addition zu Platin eine Verbesserung im Überleben, anschließende Versuche der Optimierung eines chemotherapeutischen Einsatzes zeigte eine Dekade ohne weitere Prognoseverbesserung. Erst in den 2010er Jahren konnte durch Bevacizumab hier zumindest eine neue Substanz Effektivität zeigen. Die anschließenden Jahre mit Einsatz von multiplen small molecules wie z.B. Tyrosinkinaseinhibitoren zeigten hier keinen bzw. nur sehr geringe Verbesserung. Der dann wirklich große Schritt vorwärts war eine kleine randomisierte Phase-II-Studie – die „Study 19" hat dann die Behandlung des Ovarialkarzinoms neu definiert. Es folgten anschließend multiple Studien mit unterschiedlichen PARP-Inhibitoren und Therapieindikationen, die dann auch zu den entsprechenden Zulassungen führten. Die Entwicklung der PARP-Inhibitoren und deren heutige Einsatzoptionen, hier ist insbesondere das Ovarialkarzinom auf dem Boden einer BRCA-Mutation zu nennen bzw. auch andere BRCA-assoziierte Tumorentitäten wie das Mammakarzinom, wird in diesem Buch ausführlich inklusive auch Nebenwirkungsprofil und entsprechendes Management beschrieben.

Insgesamt haben sich damit die PARP-Inhibitoren einen festen Platz als moderne Standardbehandlung in der Onkologie definiert und sind aktuell nicht mehr wegzudenken. Den großen Traum allerdings, dass PARP-Inhibitoren eine klassische Standardchemotherapie ersetzen können, hat sich nicht erfüllt – damit bleibt auch weiterhin noch viel zu tun, um die onkologischen Therapieoptionen weiter zu verbessern.

Im Januar 2025 *Prof. Dr. Philipp Harter*

Autoren

Herausgeber

Prof. Dr. Lars C. Hanker, MHBA
Klinik für Gynäkologie und Geburtshilfe
Universitätsklinikum Münster
Albert-Schweitzer-Campus 1
48149 Münster

Kap. 5., 6.

Prof. Dr. Felix Hilpert
Mammazentrum Hamburg am Krankenhaus Jerusalem
Operative Therapie und Onkologie
Moorkamp 2-6
20357 Hamburg

Kap. 5.

Coautoren

Prof. Dr. Beyhan Ataseven
Universität Bielefeld, Medizinische Fakultät
Universitätsklinikum OWL
Klinikum Lippe
Universitätsklinik für Frauenheilkunde und Geburtshilfe
Röntgenstraße 18
32756 Detmold

Kap. 7.

Prof. Dr. Maggie Banys-Paluchowski
Klinik für Frauenheilkunde und Geburtshilfe
Universitätsklinikum Schleswig-Holstein, Campus Lübeck
Ratzeburger Allee 160
23538 Lübeck

Kap. 4.

Dr. Joanna Baum
Charité Universitätsmedizin Berlin
Klinik für Gynäkologie
Charitéplatz 1
10117 Berlin

Kap. 1.1.

Prof. Dr. Elena Ioana Braicu
Charité Universitätsmedizin Berlin
Klinik für Gynäkologie
Charitéplatz 1
10117 Berlin

Kap. 1.1.

Prof. Dr. Nikolaus de Gregorio
Klinik für Gynäkologie und Geburtshilfe
SLK Kliniken Heilbronn
Am Gesundbrunnen 20-26
74078 Heilbronn

Kap. 2.

Priv.-Doz. Dr. Florian Heitz
Klinik für Gynäkologie und gynäkologische Onkologie der Kliniken Essen-Mitte
Henricistraße 92
45136 Essen

Kap. 1.2.

Dr. Franziska Hemptenmacher
Klinik für Frauenheilkunde und Geburtshilfe
Universitätsklinikum Schleswig-Holstein, Campus Lübeck
Ratzeburger Allee 160
23538 Lübeck

Kap. 6.

Priv.-Doz. Dr. Natalia Krawczyk
Klinik fürFrauenheilkunde und Geburtshilfe
Universitätsklinik Düsseldorf
Moorenstraße 5
40225 Düsseldorf

Kap. 4.

Prof. Dr. Klaus Pietzner
Charité Universitätsmedizin Berlin
Klinik für Gynäkologie
Charitéplatz 1
10117 Berlin

Kap. 3.

Henriette Princk
Klinik für Frauenheilkunde und Geburtshilfe
Universitätsklinikum Schleswig-Holstein, Campus Lübeck
Ratzeburger Allee 160
23538 Lübeck
Kap. 4.

Dr. Marie-Kristin von Wahlde
UKM Brustzentrum
Universitätsklinikum Münster
Albert-Schweitzer-Campus 1
48149 Münster
Kap. 8.

Dr. Timo Westermann
KEM – Evang. Kliniken Essen-Mitte
Klinik für Gynäkologie & Gynäkologische Onkologie
Henricistraße 92
45136 Essen
Kap. 7.

Inhaltsverzeichnis

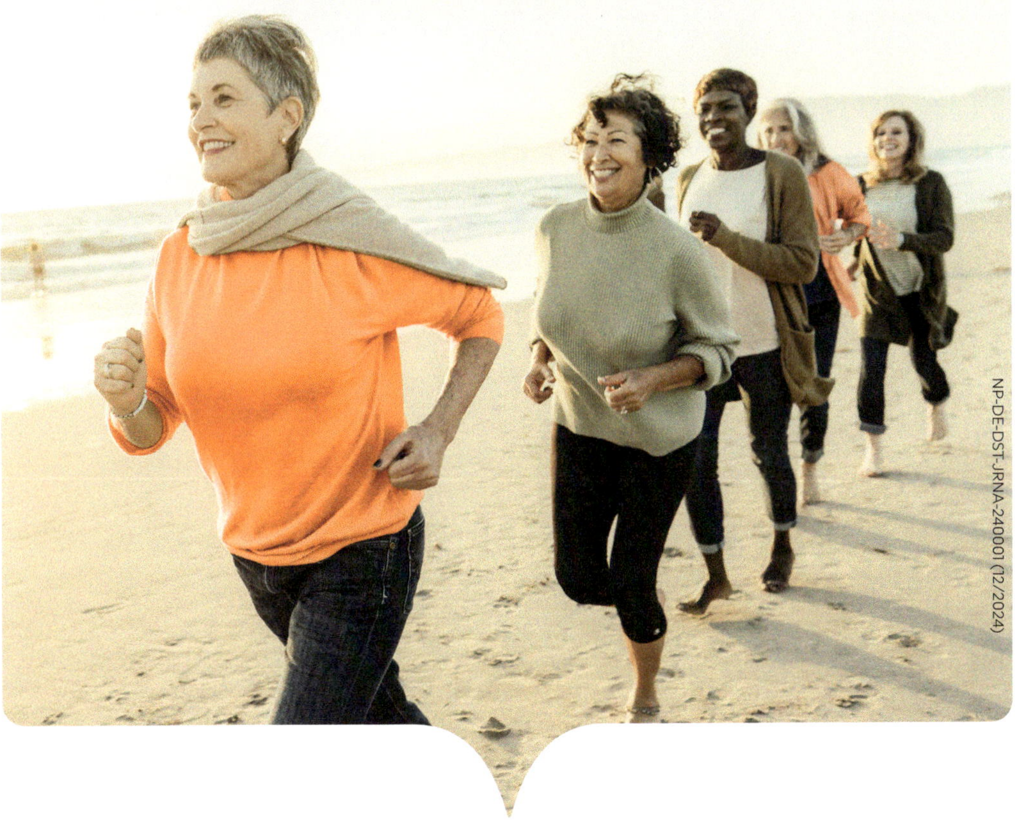
NP-DE-DST-JRNA-240001 (12/2024)

Einleitung

1. Einleitung

1.1. Grundlagen der PARP-Inhibition

1.1.1. Historisch

Die Geschichte der PARPi beginnt mit der **Entdeckung der Poly(ADP-Ribose) (PAR)** im Jahre 1963 [1]. Während näherer Untersuchungen der RNA-Synthese entdeckten Pierre Chambonet al. aus Frankreich und die Arbeitsgruppen um Takashi Sugimura und Osamu Hayaishi aus Japan das Polymer aus ADP-Ribose [1].

In den Jahren 1966/1967 folgte die Entdeckung des dazugehörigen Enzyms, der **Poly(ADP-Ribose)-Polymerase 1 (PARP1)** [2]. Diese katalysiert die Übertragung der ADP-Ribose-Einheit von NAD+ auf Zielsubstrate und bildet dadurch PAR-Ketten [2]. PARP1 ist für über 90 % aller ADP-Ribosylierungen zuständig und in allen eukaryontischen Zellen vorhanden [3]. PARP1 ist der erste und am besten erforschte Vertreter der PARP-Familie, welche heute 18 Mitglieder hat [3]. Vier davon, nämlich PARP1, PARP2, PARP5A und PARP5B, sind in der Lage PAR-Ketten zu bilden [2]. Seit den 1970er Jahren wurde das Forschungsfeld hinsichtlich PARP stark ausgeweitet [2].

Der **erste PARP1-Inhibitor war das 3-Aminobenzamid (3-AB)**, das 1980 erstmalig identifiziert wurde [2]. Dabei wurde festgestellt, dass das Nicotinamid und 5-Methylnicotinamid mit dem NAD+ als PARP-Substrat konkurrieren. Nahezu alle heute bekannten PARPi enthalten Nicotinamid als Pharmakophor [2]. In der Arbeitsgruppe von Sydney Shall konnte im selben Jahr nachgewiesen werden, dass PARPi die zytotoxische Wirkung von Methylierungsmitteln in murinen Leukämiezellen verstärken. Dadurch wurde erstmalig gezeigt, dass die **Inhibition von PARP eine zytotoxische Wirkung** entfalten kann [3].

In den 1980er Jahren wurde bekannt, dass **PARP1 durch DNA-Schädigung** aktiviert wird und eine bedeutende Rolle in der DNA-Doppelstrangbruchreparatur spielt. Auch ionisierende Strahlung wurde als Aktivator der PARP1 identifiziert.

1990 wurde das **BRCA1-Gen** durch die Arbeitsgruppe von Mary Kings aus Berkeley, USA, identifiziert. Das BRCA2-Gen wurde 1994 durch Stratton und Wooster am Institute of Cancer Research in London, UK, entdeckt [4]. Die Identifikation beider Gene war ein signifikanter Durchbruch im Management von Brust- und Eierstockkrebs.

In den ersten Experimenten rund um **PARP1-Knockout-Mäuse** wurde gezeigt, dass diese lebensfähig sind [5]. Die Ergebnisse waren zunächst enttäuschend, da keine offensichtlichen DNA-Defekte in den Mäusen gezeigt werden konnten. Nachfolgende Untersuchungen zeigten jedoch, dass sich Effekte von PARP1-Knockout erst im Zusammenhang mit Stressreaktionen und nicht in einer pathogenfreien Umwelt wie in einem typischen Tierlabor zeigen [1]. Ein gleichzeitiger Knockout von PARP1 und PARP2 führte jedoch bei Mäusen zur Embryonensterblichkeit, was die Bedeutung der zwei Enzyme für die genomische Integrität und das Überleben einer Zelle unterstreicht [5].

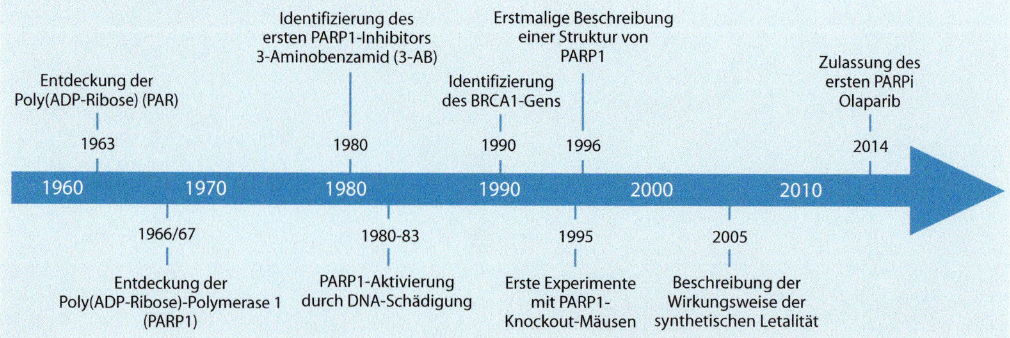

Abb. 1.1: Zeitleiste wichtiger Ereignisse in der Entwicklung von PARP-Inhibitoren.

1996 beschrieben Ruf et al. **erstmalig eine Struktur von PARP1**, die katalytische Domäne [3]. Seitdem konnten immer mehr Strukturen erkannt werden und zum besseren Verständnis beitragen. Hartwell et al. erkannten 1997 erstmals die theoretische Möglichkeit, das Prinzip der synthetischen Letalität als potenzielle Therapieoption in der Onkologie zu nutzen [6].

Der nächste große Durchbruch gelang 2005 mit zwei Nature-Publikationen von zwei unabhängig voneinander arbeitenden Arbeitsgruppen, welche den Einfluss von PARPi auf BRCA1/2-defiziente Zellen zeigten [7, 8]. Dadurch wurde die Wirkungsweise der **synthetischen Letalität** praktisch erstmals beschrieben und festgestellt, dass PARPi als Monotherapie eingesetzt werden können.

2014 war **Olaparib** der erste PARPi, der durch die European Medicines Agency (EMA) und die U.S. Food and Drug Administration (FDA) zugelassen wurde.

1.1.2. Wirkmechanismus der PARP-Inhibitoren

Die DNA ist als Träger der Erbinformation ein sehr stabiles Biomolekül [9]. Sie wird jedoch permanent Faktoren ausgesetzt, die Schäden an ihr verursachen [9]. Dabei handelt es sich sowohl um endogene Ursachen wie stoffwechselbedingt entstehende reaktive Sauerstoffspezies, die im Rahmen des Stoffwechsels entstehen, als auch exogene Faktoren wie zytotoxische Substanzen [10]. Es wird geschätzt, dass täglich etwa 70.000 DNA-Läsionen in einer Körperzelle auftreten [11]. Die häufigsten Arten von Schäden sind Einzelstrangbrüche, es kommen aber auch Basenmodifikationen und Doppelstrangbrüche vor [10, 11]. Diese Schäden können zu Mutationen führen, die letztendlich die Entstehung von Krebs begünstigen können [11].

Typischerweise weisen Krebszellen Mutationen in Genen auf, die Enzyme des DNA-Reparaturmechanismus kodieren. Dadurch entsteht eine Defizienz in der DNA-Reparatur, was wiederum zu genomischer Instabilität führt. Solche Mutationen können auch in der Keimbahn von Menschen mit einer genetischen Prädisposition für Krebserkrankungen nachgewiesen werden. Ein Beispiel hierfür sind Mutationen in den Genen BRCA1 oder BRCA2. Diese Enzyme sind zwar nicht unmittelbar am DNA-Replikationsprozess beteiligt, aber von entscheidender Bedeutung für die genomische Stabilität, da sie die DNA vor Abbau durch Nukleasen schützen und den homologen Rekombinationsweg aktivieren.

Um mit der permanenten Bedrohung eines DNA-Schädigung umzugehen, verfügen Zellen über ein komplexes System von Reparaturmechanismen [9]. Bei einer DNA-Schädigung treten zunächst Einzelstrangbrüche auf. PARP1 und PARP2 erkennen diese DNA-Einzelstrangbrüche und binden sich schnell daran [10]. Anschließend synthetisieren sie Poly(ADP-Ribose)-Ketten (PAR-Ketten), die als Signal für weitere DNA-Reparaturenzyme dienen [11]. Dadurch wird der Base Excision Repair (BER)-Reparaturmechanismus aktiviert und der Einzelstrangbruch repariert [11]. PARP1 und PARP2 fungieren daher als Hauptregulatoren für die Reparatur von DNA-Einzelstrangbrüchen [11]. Die PARP-Inhibitoren hemmen die enzymatische Aktivität von PARP, indem sie an dessen aktives Zentrum binden und somit mit dem natürlichen Substrat konkurrieren. Dadurch wird die Aktivierung des BER unterbunden und der Einzelstrangbruch bleibt unrepariert.

Zusätzlich zur Hemmung der enzymatischen Aktivität fangen PARP-Inhibitoren auch PARP-DNA-Komplexe auf, ein Phänomen, das als „Trapping" bezeichnet wird. Dadurch wird die DNA für weitere Enzyme des BER-Systems nicht mehr zugänglich [12].

Wenn Einzelstrangbrüche nicht oder nur unvollständig repariert werden, können während der nächsten DNA-Replikation Doppelstrangbrüche auftreten. Diese sind äußerst instabil und können zu Zellalterung, Apoptose oder Mutationen führen [10]. In gesunden Zellen sind PARP-Inhibitoren nicht wirksam, da es einen separaten Reparaturmechanismus für Doppelstrangbrüche gibt, die homologe Rekombinationsreparatur (HRR). PARP-Inhibitoren entfalten ihre Wirkung nur in Zellen, die eine homologe Rekombinationsdefizienz aufweisen. Dies bezeichnet eine genetische oder somatische Inaktivierung von Genen des HRR-Signalweges, wie z.B. eine BRCA1- oder BRCA2-Mutation [10]. Durch diese zusätzliche Störung kann der Doppelstrangbruch nicht auf dem Wege der HRR repariert werden. Die Zelle muss auf den fehleranfälligen Weg des nicht homologen End Joinings (NHEJ) ausweichen [10].

PARP-Inhibitoren fördern zusätzlich die Aktivierung des NHEJ, was in HRR-defizienten Zellen zur Anhäufung von DNA-Schäden und Destabilisierung der genomischen Integrität und letztendlich zum Absterben der Zelle führt [6]. Dieses Wirkungskonzept wird als synthetische Letalität bezeichnet, bei der der gleichzeitige Funktionsverlust von zwei Schlüsselmolekülen zum Zelltod führt, während ein Defekt nichtletal ist [6].

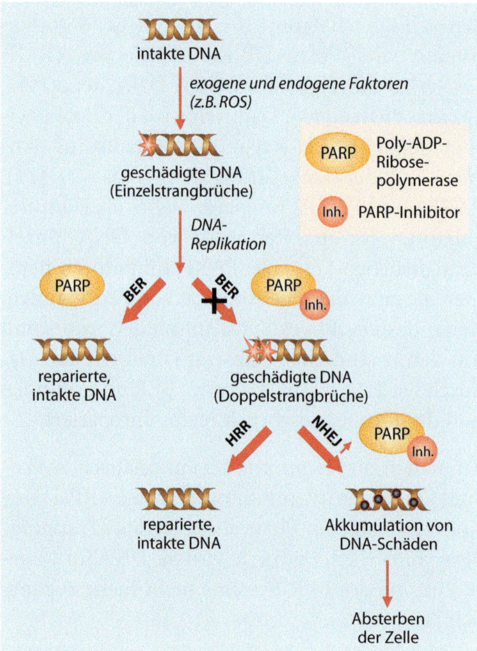

Abb. 1.2: Wirkungsweise von PARP-Inhibitoren [13].

1.1.3. Unterschiede in der Pharmakokinetik

Obwohl die PARP-Inhibitoren den gleichen Wirkmechanismus aufweisen, unterscheiden sie sich deutlich in der chemischen Struktur, Pharmakodynamik und Pharmakokinetik [6]. Daraus resultiert auch das unterschiedliche Nebenwirkungsprofil [6].

Olaparib

Die Studie 24 [14] befasst sich mit der Untersuchung der optimalen Tagesdosis für Olaparib-Tabletten, die im Jahr 2018 zugelassen wurden und auf der SOLO2-Studie basieren [15]. Es wurde ermittelt, dass die optimale Tagesdosis für Olaparib-Tabletten 300 mg beträgt, die zweimal täglich eingenommen werden sollte (1-0-1) [14].Die 300 mg Tablettenform hat eine höhere relative Bioverfügbarkeit von 13 % im Vergleich zur 400 mg Kapselform [12]. Die Aufnahme von Olaparib wird minimal verbessert, wenn es mit einer fettreichen Mahlzeit eingenommen wird [12]. Das Nebenwirkungsprofil konnte jedoch durch Ernährung nicht beeinflusst werden. Olaparib kann daher unabhängig von Mahlzeiten eingenommen werden.

Olaparib wird zu 44 % (14 % nicht verstoffwechselt) im Urin und 42 % (6 % nicht verstoffwechselt) in Fäzes ausgeschieden [12]. Die hepatische Metabolisierung von Olaparib erfolgt durch CYP3A4. Bei der Kombination mit einem starken CYP3A4-Inhibitor oder -Induktor ändert sich die Bioverfügbarkeit signifikant. Daher wird empfohlen, die Olaparibdosis auf 150 mg bzw. 100 mg 1-0-1 zu reduzieren, wenn ein moderater oder starker CYP3A1-Inhibitor eingenommen wird [16]. Um die Wirksamkeit von Olaparib nicht zu beeinträchtigen, sollten moderate oder starke CYP3A3-Induktoren gemieden werden.

Der Einfluss von Gewicht, Geschlecht, Ethnizität, Serumkreatinin, Kreatinin-Clearance, Therapielinie, Eastern Cooperative Oncology Group Performance Status (ECOG) und Tumortyp auf die Clearance von Olaparib wurde in zwei pharmakokinetischen Modellen überprüft [17]. Lediglich der ECOG-Status hatte einen signifikanten Effekt auf die Clearance von Olaparib. Aus den Metabolisierungsmodalitäten ergeben sich zwei besondere Patientinnengruppen: bei Patientinnen mit Nierenfunktionsstörungen zeigen sich erhöhte Maximalkonzentrationen und Area-under-the-curve-(AUC)-Konzentrationen [12]. Für Patientinnen mit moderater Niereninsuffizienz wird eine Dosisanpassung empfohlen, während von einer Olaparibtherapie bei Patientinnen mit einer schweren Nierenfunktionsstörung abgeraten wird [16]. Es wird jedoch angenommen, dass Olaparib nur renale Transporter inhibiert und zu einer reversiblen Erhöhung des Kreatininspiegels führt, ohne die glomeruläre Flitrationsrate (GFR) zu beeinflussen [18]. Es gibt einen Einzelfallbericht, wonach eine Patientin mit terminaler Niereninsuffizienz unter Hämodialyse eine Olaparibtherapie komplikationslos erhalten hat [19]. Bei der Anpassung von Dosierungen muss das Risiko einer Unterdosierung beachtet werden, da eine geschätzte glomeruläre Filtrationsrate auf Kreatininbasis die tatsächliche Nierenfunktion möglicherweise unterschätzt

[12]. Es ist keine Dosisanpassung bei milder oder moderater Leberfunktionsstörung notwendig [16]. Pharmakokinetische Simulationen haben gezeigt, dass selbst bei schweren Leberfunktionsstörungen nur ein minimaler Anstieg der AUC zu erwarten ist. Dennoch wird Olaparib für diese Patientinnengruppe nicht empfohlen, da keine klinischen Studien zu dieser Fragestellung vorliegen.

Niraparib

Die empfohlene Dosierung von Niraparib beträgt 300 mg einmal täglich (20). Es weist eine hohe Bioverfügbarkeit von 73 % und eine hohe Proteinbindung von 83 % auf [12]. Es wurde festgestellt, dass eine fettreiche Nahrung das Erreichen der maximalen Plasmakonzentration (Cmax) verlangsamt und die Cmax selbst reduziert. Die Wirksamkeit des Arzneimittels wird dadurch jedoch nicht beeinträchtigt, sodass Niraparib derzeit unabhängig von Mahlzeiten eingenommen werden kann. Hingegen hat das Körpergewicht einen großen Einfluss auf die Pharmakokinetik von Niraparib [21]. In einer klinischen Studie wurde gezeigt, dass ein niedriges Körpergewicht von unter 77 kg mit einer erhöhten Exposition (Cmax und AUC) einhergeht. Daher wird empfohlen, dass Patientinnen mit einem niedrigen Körpergewicht von unter 77 kg mit einer niedrigeren Anfangsdosis von 200 mg/Tag beginnen [20].

Der Stoffwechsel von Niraparib erfolgt hauptsächlich über Carboxylesterasen, wobei M1 als Hauptmetabolit entsteht [12]. Niraparib wird hepatobiliär und renal ausgeschieden [20]. Dabei konnte Radioaktivität des 14C-markierten Niraparibs zu 47,5 % im Urin und zu 38,8 % in Fäzes nachgewiesen werden [20]. Aufgrund dieses Eliminationsmusters sind keine signifikanten Wechselwirkungen mit CYP-Inhibitoren oder -Induktoren zu erwarten. Niraparib ist jedoch ein Inhibitor von MATE-1 und MATE-2 [12]. Das kann dazu führen, dass deren Substrate wie z.B. Metformin erhöhte Plasmakonzentration aufweisen [20]. Weiterhin hat Niraparib eine inhibierende Wirkung auf die neuronalen Dopamin-, Norepinephrin- und Serotonintransporter und somit Einfluss auf das kardiovaskuläre und zentralnervöse System [12]. Niraparib ist dadurch der einzige PARP-Inhibitor, der eine arterielle Hypertonie verursachen kann [12]).

Die Auswirkungen von Niereninsuffizienz auf die Pharmakokinetik von Niraparib wurden mittels eines Population Pharmacokinetic (PopPK)-Modells untersucht [22]. Es wurden keine Unterschiede in der Pharmakokinetik zwischen Patientinnen mit normaler, milder und moderater Nierenfunktionsstörung festgestellt, wodurch keine Dosisanpassungen erforderlich sind. Es gibt keine Daten zu Patientinnen mit schwerer Nierenfunktionsstörung oder Hämodialyse [20]. Niraparib hat einen milden Effekt auf die geschätzte glomeruläre Filtrationsrate (GFR) [12]. Dieser Effekt wird hauptsächlich durch die Inhibition der Dopamin- und Norepinephrintransporter verursacht, was zu einer leichten Beeinträchtigung der Hämodynamik führen kann. Da dieser Effekt in der Regel mild und reversibel ist, besteht keine Notwendigkeit die Therapie abzubrechen. Bei Patientinnen mit Leberfunktionseinschränkungen verhält es sich anders. Für moderate Leberfunktionseinschränkungen wird eine Startdosis von 200 mg empfohlen [20]. Eine Dosisreduktion ist bei milder Leberfunktionseinschränkung nicht erforderlich. Es liegen keine pharmakokinetischen Daten für Patientinnen mit schweren Leberfunktionsstörungen vor [20].

Rucaparib

Die empfohlene Dosis beträgt 600 mg zweimal täglich [12]. Die Bioverfügbarkeit ist mit 36 % niedrig, die Proteinbindung beträgt 70,2 % [23]. Es konnte gezeigt werden, dass fettreiche Mahlzeiten das Erreichen der maximalen Plasmakonzentration (Cmax) verlangsamen sowie AUC und Cmax erhöhen. Jedoch ist dieser Effekt klinisch nicht signifikant, sodass Niraparib unabhängig von Mahlzeiten eingenommen werden kann [24]. Körpergewicht, BMI, Ethnizität, saures Alpha-1-Glykoprotein und Alter haben keinen signifikanten Effekt auf die Pharmakokinetik von Rucaparib [12].

Rucaparib wird weitestgehend durch CYP-Enzyme metabolisiert, wobei hauptsächlich M324 als Metabolit entsteht [25]. Die Ausscheidung von Rucaparib erfolgt zu 17,4 % im Urin und 71,9 % über den Stuhl [25]. Es sollten Dosisanpassungen von CYP1A2-, CAP2C9- und CYP3A4-Substraten erwogen werden, wenn diese zusammen mit Rucaparib verabreicht werden [25]. Rucaparib führt zu einer leichten Erhöhung der Plasmakonzentration von oralen Kontrazeptiva und Rosuvastatin [25].

Aktuell gibt es jedoch keine Empfehlungen zu Dosisanpassungen. Rucaparib inhibiert weiterhin die renalen Transporter MATE-1, MATE-2, OCT1 und OCT2, sodass bei bestimmten Substraten wie z.B. Metformin Vorsicht geboten ist [25].

Für leichte und moderate Nierenfunktionsstörungen ist keine Anpassung der Dosis erforderlich. Die Verwendung von Rucaparib wird bei Patientinnen mit schwerer Niereninsuffizienz oder Hämodialysepatientinnen nicht empfohlen [25]. Jedoch konnte in einem Einzelfallbericht gezeigt werden, dass Rucaparib komplikationslos einer Patientin unter Hämodialyse verabreicht werden konnte [26]. Bei leichten oder moderaten Leberfunktionsstörungen ist keine Anpassung der Dosis erforderlich [25]. Die Verwendung von Rucaparib wird bei schweren Leberfunktionsstörungen nicht empfohlen.

Literatur

1. Kraus WL. PARPs and ADP-Ribosylation: 50 Years … and Counting. Molecular cell. 2015;58(6):902-10.

2. Curtin NJ, Szabo C. Poly(ADP-ribose) polymerase inhibition: past, present and future. Nature reviews Drug discovery. 2020;19(10):711-36.

3. Ferraris DV. Evolution of poly(ADP-ribose) polymerase-1 (PARP-1) inhibitors. From concept to clinic. Journal of medicinal chemistry. 2010;53(12):4561-84.

4. Wooster R, Bignell G, Lancaster J, Swift S, Seal S, Mangion J, et al. Identification of the breast cancer susceptibility gene BRCA2. Nature. 1995;378(6559):789-92.

5. Huber A, Bai P, de Murcia JM, de Murcia G. PARP-1, PARP-2 and ATM in the DNA damage response: functional synergy in mouse development. DNA repair. 2004;3(8-9):1103-8.

6. Valabrega G, Scotto G, Tuninetti V, Pani A, Scaglione F. Differences in PARP Inhibitors for the Treatment of Ovarian Cancer: Mechanisms of Action, Pharmacology, Safety, and Efficacy. International journal of molecular sciences. 2021;22(8).

7. Bryant HE, Schultz N, Thomas HD, Parker KM, Flower D, Lopez E, et al. Specific killing of BRCA2-deficient tumours with inhibitors of poly(ADP-ribose) polymerase. Nature. 2005;434(7035):913-7.

8. Farmer H, McCabe N, Lord CJ, Tutt AN, Johnson DA, Richardson TB, et al. Targeting the DNA repair defect in BRCA mutant cells as a therapeutic strategy. Nature. 2005;434(7035):917-21.

9. Groelly FJ, Fawkes M, Dagg RA, Blackford AN, Tarsounas M. Targeting DNA damage response pathways in cancer. Nature reviews Cancer. 2023;23(2):78-94.

10. O'Kane GM, Connor AA, Gallinger S. Characterization, Detection, and Treatment Approaches for Homologous Recombination Deficiency in Cancer. Trends in molecular medicine. 2017;23(12):1121-37.

11. Fugger K, Hewitt G, West SC, Boulton SJ. Tackling PARP inhibitor resistance. Trends in cancer. 2021;7(12): 1102-18.

12. Bruin MAC, Sonke GS, Beijnen JH, Huitema ADR. Pharmacokinetics and Pharmacodynamics of PARP Inhibitors in Oncology. Clin Pharmacokinet. 2022;61(12): 1649-75.

13. Sehouli J, Braicu EI, Chekerov R. PARP Inhibitors for Recurrent Ovarian Carcinoma: Current Treatment Options and Future Perspectives. Geburtshilfe Frauenheilkd. 2016;76(02):164-9.

14. Mateo J, Moreno V, Gupta A, Kaye SB, Dean E, Middleton MR, et al. An Adaptive Study to Determine the Optimal Dose of the Tablet Formulation of the PARP Inhibitor Olaparib. Target Oncol. 2016;11(3):401-15.

15. Pujade-Lauraine E, Ledermann JA, Selle F, Gebski V, Penson RT, Oza AM, et al. Olaparib tablets as maintenance therapy in patients with platinum-sensitive, relapsed ovarian cancer and a BRCA1/2 mutation (SOLO2/ENGOT-Ov21): a double-blind, randomised, placebo-controlled, phase 3 trial. Lancet Oncol. 2017;18(9): 1274-84.

16. Union EMA-E. ANHANG I ZUSAMMENFASSUNG DER MERKMALE DES ARZNEIMITTELS 2016 [Available from: https://www.ema.europa.eu/de/documents/product-information/lynparza-epar-product-information_de.pdf.

17. Zhou D, Li J, Bui K, Learoyd M, Berges A, Milenkova T, et al. Bridging Olaparib Capsule and Tablet Formulations Using Population Pharmacokinetic Meta-analysis in Oncology Patients. Clin Pharmacokinet. 2019;58(5): 615-25.

18. Bruin MAC, Korse CM, van Wijnen B, de Jong VMT, Linn SC, van Triest B, et al. A real or apparent decrease in glomerular filtration rate in patients using olaparib? European journal of clinical pharmacology. 2021;77(2): 179-88.

19. Baum J, Zickler D, Bolbrinker J, Richter R, Braicu EI, Grabowski J, et al. Olaparib in an ovarian cancer patient with end-stage renal disease and hemodialysis. Cancer chemotherapy and pharmacology. 2023;91(4):325-30.

20. Union EMA-E. ANHANG I ZUSAMMENFASSUNG DER MERKMALE DES ARZNEIMITTELS [Available from: https://ec.europa.eu/health/documents/community-register/2017/20171116139116/anx_139116_de. pdf.

21. Berek JS, Matulonis UA, Peen U, Ghatage P, Mahner S, Redondo A, et al. Safety and dose modification for pa-

tients receiving niraparib. Ann Oncol. 2018;29(8):1784-92.

22. Zhang ZY, Wang X, Wang J, Pentikis HS, Kansra V. 964P - Modeling and impact of organ function on the population pharmacokinetics (PK) of niraparib, a selective poly (ADP-Ribose) polymerase (PARP)-1 and -2 inhibitor. Annals of Oncology. 2017;28:v344.

23. Liao M, Jaw-Tsai S, Beltman J, Simmons AD, Harding TC, Xiao JJ. Evaluation of in vitro absorption, distribution, metabolism, and excretion and assessment of drug-drug interaction of rucaparib, an orally potent poly(ADP-ribose) polymerase inhibitor. Xenobiotica. 2020;50(9):1032-42.

24. Shapiro GI, Kristeleit RS, Burris HA, LoRusso P, Patel MR, Drew Y, et al. Pharmacokinetic Study of Rucaparib in Patients With Advanced Solid Tumors. Clinical Pharmacology in Drug Development. 2019;8(1):107-18.

25. Union EMA-E. Rubraca- ANHANG I ZUSAMMENFASSUNG DER MERKMALE DES ARZNEIMITTELS [Available from: https://ec.europa.eu/health/documents/community-register/2023/20231115161014/anx_161014_de.pdf.

26. Harold JA, Free SC, Bradley WH. Pharmacokinetics and clinical response to single agent rucaparib in a dialysis dependent patient with BRCA associated breast and recurrent ovarian cancer. Gynecologic Oncology Reports. 2018;26:91-3.

1.2. Prädiktive Faktoren

1.2.1. Klinik

Grundlage der präklinischen Entwicklung der PARP-Inhibitoren war der Nachweis hoch effektiver Aktivität bei Tumorzellen mit BRCA-Mutation [1, 2]. Dementsprechend zeigte sich auch in der ersten Phase-I-Studie, dass ausschließlich Patientinnen mit BRCA1- oder BRCA2-Mutation auf die Monotherapie mit Olaparib angesprochen hatten [3]. In weiterführenden Phase-II-Studien konnten Ansprechraten von 41 % bei Patientinnen mit Ovarialkarzinom und BRCA-Keimbahnmutation nachgewiesen, bei Patientinnen ohne BRCA-Mutation lag die Ansprechrate bei 24 % [4, 5]. In der Behandlung des Ovarialkarzinoms war bereits in früheren Studien gezeigt worden, dass Erhaltungstherapien mit Chemotherapie oder nach Chemotherapie einen Effekt auf das Überleben hatten [6, 7]. So wurde das Konzept der Erhaltungstherapie mit PARP-Inhibitoren, zuerst mit Olaparib, evaluiert.

In der randomisierten Phase-II-Studie "Study 19" wurden Patientinnen mit high-grade, Platin-sensitiven Ovarialkarzinomrezidiven – mit und ohne BRCA-Mutation – aufgenommen, wenn diese auf eine erneute Platin-haltige Chemotherapie angesprochen hatten. Patientinnen erhielten Olaparib oder Placebo bis zum Progress, oder Auftreten von Nebenwirkungen. Es konnte gezeigt werden, dass der primäre Studienendpunkt, das progressionsfreie Überleben (PFS), durch die Erhaltungstherapie mit Olaparib signifikant verlängert, war [8]. In weitergehenden Analysen wurde gezeigt, dass es keinen Unterschied, in einem der sekundären Endpunkte – im Gesamtüberleben – für die "*all-comer*"-Population der Patientinnen, die mit Olaparib behandelt wurden, gab. Allerdings wurde gezeigt, dass bei Patientinnen, bei denen eine BRCA-Mutation nachweisbar war, ein bedeutsamer Effekt durch die Erhaltungstherapie mit Olaparib nachweisbar war [9].

Aufgrund der Tatsache, dass sowohl Patientinnen mit als auch ohne BRCA-Mutation – nach Ansprechen auf eine erneute Platin-haltige Chemotherapie – von der Erhaltungstherapie mit den PARP-Inhibitoren profitiert hatten (signifikanter PFS-Vorteil), wurde das Konzept der "*in vivo* Testung" der homologen Rekombinationsdefizienz (HRD) etabliert. Wie in Kap. 1.2.2.1. dargelegt, sind BRCA1 und BRCA2 die wichtigsten Enzyme in dem "*homologous recombination double-stranded DNA repair-pathway*" (HRR pathway), sodass bei Vorliegen einer pathologischen Mutation in einem dieser Gene – und konsekutiv eingeschränkter Funktion der DNA-Reparaturmechanismen – immer von einer HRD der Tumoren dieser Patientinnen ausgegangen wird. Allerdings werden durch die Definition des serologisch/bildgebenden Ansprechen eines high-grade Ovarialkarzinoms auf eine Platin-haltige Chemotherapie auch Tumore identifiziert, welche – auch ohne BRCA1- oder BRCA2-Mutation – eine HRD aufweisen. In molekulargenomischen/ molekularpathologischen Untersuchungen konnte gezeigt werden, dass bei Tumoren, die auf eine Platin-haltige Chemotherapie ansprechen, auch häufiger Mutationen in weiteren HRR-assoziierten Genen zu finden sind. Dementsprechend wurden auch die weiteren Studien zur Evaluation der Wertigkeit von PARP-Inhibitoren bei Patientinnen mit rezidivierten Ovarialkarzinomen größtenteils im Erhaltungstherapie-Setting, nach Ansprechen auf eine Platin-haltige Chemotherapie, durchgeführt.

In der oben bereits erwähnten "Study 19" war in Subgruppenanalysen gezeigt worden, dass unabhängig von der Zeit des vorhergehenden Platinfreien Intervalls, und unabhängig von dem Ausmaß des Ansprechens auf die aktuelle Platinhaltige Chemotherapie (CR vs. PR) eine Therapieeffektivität mit dem PARP-Inhibitor Olaparib nachweisbar war. Auch wenn in der Subgruppenanalyse keine genaue Statistik bezüglich des prädiktiven Wertes des Ansprechens auf die Effektivität der Olaparib-Behandlung durchgeführt wurde, zeigte sich im Forrest Plot eine bessere Effektivität der Olaparib-Behandlung bei Patientinnen mit einer Komplettremission (CR) als bei Patientinnen mit einer Partialremission (PR) [8].

Auf die "Study 19" folgte die Phase-III-Studie SOLO2, in welche Patientinnen mit Ovarialkarzinom-Rezidiv und BRCA-Mutation eingeschlossen wurden und erneut auf eine Platin-haltige Chemotherapie angesprochen hatten. Patientinnen erhielten dann die Erhaltungstherapie mit Olaparib oder Placebo bis zum Progress. In der Subgruppenauswertung zu der Prädiktivität des Ausmaßes des Ansprechens auf die Effektivität der Olaparib-Behandlung zeigte sich eine prononciertere Effektivität der Olaparib-Behandlung bei Frauen mit CR (Hazard Ratio (HR): 0,26; 95%-CI 0,16-0,42), als bei Patientinnen mit PR (HR: 0,37; 95%-CI: 0,25-0,54) [10].

In der Phase-III-Studie ENGOT-OV16/NOVA, in welche 553 Patientinnen (203 Patientinnen mit BRCA-Keimbahnmutation; 350 Patientinnen ohne BRCA-Keimbahnmutation) mit rezidiviertem, high-grade, Platin-sensitivem Ovarialkarzinom eingeschlossen wurden, konnte zum einen gezeigt werden, dass alle Patientinnen – unabhängig vom BRCA-Status – von der Therapie mit Niraparib profitiert hatten. Im weiteren Subgruppenanalysen wurde dann dargestellt, dass der Effekt der Behandlung sowohl bei den Patientinnen mit BRCA-Mutation als auch Patientinnen ohne BRCA-Mutation und unabhängig von der Anzahl der vorhergehenden Platin-haltigen Chemotherapien vorhanden war. Im Gegensatz zu den oben erwähnten Studie wurde in Subgruppenanalysen der NOVA-Studie gezeigt, dass auch das Ausmaß des Ansprechens (CR vs. PR) auf die aktuelle Platinhaltige Therapie vor Einschluss in die Studie, keinen bedeutsamen Effekt auf die Effektivität der PARP-Inhibitor-Erhaltungstherapie mit Niraparib hatte [11].

In der Summe ergibt sich ein konklusives Bild, dass Patientinnen, welche an einem Platin-sensitiven (definiert durch das Platin-freie Intervall nach der letzten Chemotherapie) Ovarialkarzinomrezidiv leiden und auf die erneute Platin-haltige Chemotherapie – zumindest mit einer PR – angesprochen haben, eine hohe Chance besitzen, auch von einer Erhaltungstherapie mit einem PARP-Inhibitor profitieren. Es scheint darüber hinaus, zumindest bei der Erhaltungstherapie mit Olaparib, dass Patientinnen, die mit einer CR auf die letzte Platinhaltige Chemotherapie respondieren, noch verstärkter von der Therapie mit Olaparib profitieren, als Patientinnen, die mit einer PR angesprochen haben.

In der Rezidivsituation ist offensichtlich, dass das Ansprechen auf eine Platin-haltige Chemotherapie in der Regel gut zu evaluieren ist. Aufgrund der sehr guten Effektivität der PARP-Inhibitor-Erhaltungstherapien in der Rezidivsituation, wurde dieses Konzept in die Primärsituation überführt. In der Primärsituation ist allerdings nicht immer eindeutig ein Ansprechen auf die Platin-haltige Chemotherapie zu determinieren. Viele Patientinnen werden tumorfrei operiert bzw. es bleibt so wenig Tumor nach der primären Behandlung übrig, dass ein Ansprechen sowohl bildgebend als auch serologisch nur schwer evaluierbar ist. Nichtsdestoweniger wurde in den entsprechenden Primärstudien, bei Einschluss in die Studie, vor Beginn der Erhaltungstherapie, ein CT durchgeführt und es wurde der Tumormarker CA125 bestimmt.

In die SOLO1-Studie wurden erneut ausschließlich Patientinnen mit BRCA-Mutation eingeschlossen, die nach Primäroperation und Chemotherapie entweder eine CR (ca. 82 % der eingeschlossenen Patientinnen) oder PR aufgewiesen hatten. Patientinnen wurden in der Folge 2:1 randomisiert in die Behandlung mit Olaparib oder Placebo. In der Gesamtheit zeigte sich ein deutlicher Effekt des Olaparib auf den primären Studienendpunkt PFS (HR: 0,3; 95%-CI: 0,23-0,41; p<0,0001). In den erneut durchgeführten Subgruppenanalysen zeigte sich dann ein etwas aggravierter Effekt in der (kleineren) Gruppe von Patientinnen mit PR (HR: 0,19; 95%-CI: 0,26-0,49), als bei Patientinnen mit CR (HR: 0,35; 95%-CI: 0,26-0,49) [12].

In der PRIMA-Studie wurden auch Patientinnen mit primärem Ovarialkarzinom eingeschlossen, die auf eine Platin-haltige Chemotherapie angesprochen haben mussten. Hier wurden Patientinnen mit und ohne BRCA-Mutation eingeschlossen. Patientinnen wurden 2:1 randomisiert in die Behandlung mit Niraparib oder Placebo. Die Gesamtauswertung der Studie ergab wieder einen signifikant positiven Effekt der Behandlung mit Niraparib in der ITT ("*intention to treat*")-Gruppe der eingeschlossenen Patientinnen (HR: 0.62; 95%-CI: 0,50- 0,76; p<0,001). In der Subgruppenanalyse bezüglich der Frage des dezidierten Effektes der Erhaltungstherapie in Abhängigkeit vom Ausmaß des Ansprechens auf die Chemotherapie wurde allerdings kein unterschied festgestellt mit einer HR von 0,6 bei Patientinnen mit PR und CR [11].

In die PAOLA-Studie wurden 806 Patientinnen, unabhängig vom BRCA-Status, eingeschlossen [13]. Patientinnen mussten allerdings zur vorherigen Chemotherapie mindestens 3 Gaben Bevacizumab erhalten haben und dies auch für weitere 12 Monate in der Studie erhalten. Patientinnen wurden 2:1 in die Behandlung mit Olaparib für 2 Jahre, oder Placebo – neben dem Bevacizumab – randomisiert. In der Analyse des primären Studienendpunktes PFS der ITT-Population, zeigte sich ein erheblicher Vorteil durch die zusätzliche Behandlung mit Olaparib (HR: 0,59; 95%-CI: 0,49-0,72; p<0,001). In den erneut durchgeführten Subgruppenanalysen zeigte sich bei Patientinnen mit CR eine sehr hohe Effektivität (HR: 0,44 95%-CI: 0,29-0,66) im Vergleich zu Patientinnen mit PR (HR: 0,86; 95%-CI: 0,63-1,19). Der größte Teil der Patientinnen in der PAOLA-Studie war allerdings vor Systemtherapiebeginn makroskopisch tumorfrei operiert worden (59,9 %), sodass als Basisevaluation bei 54% der Patientinnen kein Tumoransprechen evaluiert werden konnte und ein "*no evidence of disease*" (NED) bestand. Diese Gruppe von Patientinnen zeigte in der Subgruppenanalyse kein verändertes Ansprechen auf die Therapie (HR: 0,53; 95%-CI: 0,40-0,70), welches das oben angesprochene Problem der Evaluation des Ansprechens als Prädiktor für den Erfolg eine PARPi-Therapie bei Patientinnen ohne nachweisbaren Tumor/Tumoraktivität verdeutlicht. U.a. aus diesen Einschränkungen heraus resultierte der Bedarf, einen HRD-Test zu etablieren und zu evaluieren, um eine (bessere) Prädiktivität für die Effektivität der PARPi zu erreichen. Die Funktionsweisen der bisher etablierten HRD-Tests und die sich daraus ergebenden klinischen Implikationen sind in Kap. 1.2.2.2. aufgeführt.

1.2.2. BRCA/HRD

1.2.2.1. Grundlagen

Der Wirkmechanismus von PARP-Inhibitoren (PARPi) basiert auf der effektiven Reparatur von DNA-Einzelstrangbrüchen. Die Inhibition der PARPs durch PARPi führt konsekutiv zum Anreichern von DNA-Einzelstrangbrüchen, welche in der Folge dann zu DNA-Doppelstrangbrüchen führen können. Normalerweise werden DNA-Doppelstrangbrüche durch den sogenannten "*homologous recombination double-stranded DNA repair pathway*" (HRR pathway) repariert. Integraler Bestandteil des HRR-pathway sind u.a. die Tumorsuppressorgene und deren Proteine BRCA1 und BRCA2. Liegt eine heterozygote "*loss of function*"-Mutation in BRCA1 oder BRCA2 in der Keimbahn vor, kann die Inaktivierung des verbleibenden Wild-type-Allels im Tumor zu einer insuffizienten Funktion des HRR pathway führen. Diese Funktionseinschränkung wird dann "Homologe Rekombinationsdefizienz" (HRD) genannt.

> Die PARPi nutzen diese Funktionseinschränkung aus, in dem sie spezifisch tumortoxisch wirken und nicht die anderen Zellen im Körper affektieren, bei welchen das verbliebene Wild-type-Allel funktionstüchtig vorliegt. Dieser Mechanismus nennt sich auch "*synthetic lethality*" [14].

Neben BRCA-Mutationen in der Keimbahn können BRCA-Mutationen auch ausschließlich im Tumor nachgewiesen werden. Diese, dann auch als "somatische" BRCA-Mutationen definierten Veränderungen, finden sich zusätzlich zu den BRCA-Keimbahnmutationen bei 6-8 % der Tumoren [15].

Neben den BRCA-assoziierten, high-grade serösen Ovarialkarzinomen, gibt es nicht-BRCA-assoziierte high-grade seröse Ovarialkarzinome, welche zum Teil die molekularen Eigenschaften von BRCA-assoziierten Ovarialkarzinomen teilen. Dieses phänotypische Konzept wird unter der Definition "*BRCA-ness*", oder "*BRCA-like*" zusammengefasst [16]. Als molekulare Basis dieser Phänotypen können sowohl genomische als auch somatische Alterationen in den weiteren involvierten Genen – welche in die homologe Rekombinationsreparatur (HRR) eingebunden sind – benannt werden.

Das Ergebnis der Veränderungen im HRR pathway, die zu einer Funktionseinschränkung dessen führen, wird dann auch als HRD bezeichnet.

Der "*The Cancer Genome Atlas*" (TCGA) identifizierte bei ca. 30 % der high-grade serösen Ovarialkarzinome somatische Mutationen im HRR pathway [17]. In weiteren Analysen konnte z.B. gezeigt werden, dass bei 31 % der Ovarialkarzinome in 13 HRR-assoziierten Genen mindestens eine Mutation nachweisbar war [15]. Allerdings sind die Implikationen der verschiedenen Mutationen auf die Effektivität der DNA-Doppelstrangbruchreparatur unterschiedlich. BRCA-Mutationen führen fast immer zu einer bedeutsamen HRD. Aber in *Post-hoc*-Analysen aus der PAOLA-Studie wurde gezeigt, dass andere Mutationen in Genen, welche auch in den HRR pathway eingebundenen sind, nicht regelgerecht zu einer HRD mit einer besseren PARPi-Effektivität führen [18]. Dem entsprechend sind die Tests, über welche die HRD identifiziert werden – zumindest nicht (wie bei BRCA) ausschließlich – Nachweise von Einzelmutationen, sondern der Nachweis von strukturellen Tumor-DNA-Veränderungen, welche im gesamten Genom nachweisbar sind.

Ein etablierter und evaluierter Parameter zur Bestimmung der HRD ist die sogenannte "*loss of heterozygosity*" (LOH), welches den gesamten Verlust eines elterlichen Alleles innerhalb des gesamten Tumorgenoms beschreibt. Dabei besitzen Tumoren mit einer hohen LOH eine niedrige (LOHhigh) und Tumoren mit einer niedrigen LOH (LOHlow) eine hohe DNA-Reparaturkapazität. Dies führt prognostisch dazu, dass Patientinnen mit LOHhigh-Tumoren ein besseres Überleben aufweisen als Patientinnen mit LOHlow-Tumoren [19]. In der ARIEL2-Studie wurde die LOH bei Patientinnen mit rezidiviertem Platin-sensiblem Ovarialkarzinom, die auf eine Platin-haltige Chemotherapie angesprochen hatten und mit dem PARPi Rucaparib behandelt wurden, prospektiv evaluiert. Dabei zeigte sich, dass die Effektivität der Behandlung mit Rucaparib im Sinne des PFS signifikant besser war bei Patientinnen mit BRCA-Mutation und Patientinnen ohne BRCA-Mutation und LOHhigh-Tumoren als bei Patientinnen mit LOHlow-Tumoren [20]. Ein weiterer Test beinhaltete neben der LOH-Testung noch die "*Telomere Allele Imbalance*" und "*large-scale state*"-Transitionen. Die HRD hierbei wurde definiert über einen "*Cut-off*-Wert" des sog. *Genomic Instability Scores* (GIS) – in welchen die Analysewerte dieser drei Parameter einging – von ≥42. Bei Patientinnen mit triple-negativen Tumoren konnte initial gezeigt werden, dass das Ansprechen auf eine Platin-basierte Chemotherapie deutlich besser war, wenn ein GIS ≥42 nachgewiesen werden konnte, als wenn dies nicht der Fall war [21].

1.2.2.2. Testung

Die genetische Beratung und Testung auf die hereditären Hochriskogene, u.a. BRCA1 und BRCA2 in der Keimbahn ist in Deutschland bei allen Patientinnen mit Ovarialkarzinom bis 80 Jahren indiziert (Einzelheiten dazu ☞ Kap. 8.). Die im Kap. 1.2.2.1. beschriebene ausschließliche Evaluation des LOH zur Definition der HRD ist in Deutschland nicht etabliert und es sollten auf Basis entsprechender Untersuchungen aktuell keine therapeutischen Empfehlungen abgegeben werden. Darüber hinaus muss in der postoperativen Tumorkonferenz das weitere systemtherapeutische Procedere im Hinblick auf die Erhaltungstherapie festgelegt werden, um zu determinieren, ob ein HRD-Test durchgeführt werden sollte. Bei Patientinnen mit low-grade Karzinomen ist die Erhaltungstherapie mit PARPi gar nicht evaluiert und zugelassen, dem entsprechend werden bei diesen Patientinnen auch keine HRD-Tests durchgeführt. Darüber hinaus sind Erhaltungstherapien auch nicht bei Patientinnen mit frühen Ovarialkarzinomen zugelassen, dem entsprechend auch hier keine Indikation zu HRD-Testung. Da die zusätzliche Behandlung mit Olaparib als Erhaltungstherapie ausschließlich bei Patientinnen zugelassen ist, die entweder eine BRCA-Mutation aufweisen, oder bei Patientinnen, die mit Bevacizumab zusätzlich zur Chemotherapie behandelt werden und entweder eine BRCA-Mutation aufweisen, oder einen HRD-defizienten Tumor aufweisen, muss bei Patientinnen für welche keine Therapie mit Bevacizumab vorgesehen ist auch keine HRD-Testung durchgeführt werden. Diese Patientinnen können nach Ende der Chemotherapie eine Erhaltungstherapie mit dem PARPi Niraparib erhalten. Die tumorgenomische Analyse zur Identifikation einer HRD, z.B. mit dem Myriad MyChoice Test, ist dem entsprechend bei Patientinnen mit fortgeschrittenem high-grade Ovarialkarzinomen etabliert, welche zusätzlich mit Bevacizumab behandelt werden. Die zentrale Testung der HRD mit dem Myriad MyChoice Test im Marburg ist gut etabliert [22]. Mittlerweile werden aber auch andere HRD-Tests evaluiert und validiert, welche zeitnah zur Verfügung stehen werden [23-25].

Es ist wichtig bei dem HRD-Test darauf hinzuweisen, dass für die Durchführung des Testes ausreichend Tumormaterial vorhanden sein muss. In der PAOLA-1-Studie als auch in der PRIMA-Studie konnte bei 18 %, bzw. 14 % der Patientinnen kein HRD-Ergebnis eruiert werden, da nicht genug Tumor vorlag. Zwar kann es in Ausnahmefällen vorkommen, dass bei der Primärdiagnose des fortgeschrittenen Karzinoms nicht genug Tumormaterial vorliegt, wie z.B. bei Patientinnen mit pT1- oder pT2-Karzinomen und kleinen Lymphknotenmetastasen. Aber gerade bei Patientinnen, bei welchen vor einer neoadjuvanten, oder primären Chemotherapie eine minimal-invasive Operation zur Diagnosesicherung durchgeführt wird muss daran gedacht werden, so viel Tumor zu asservieren, dass neben der pathologischen Diagnosesicherung auch eine HRD-Testung durchgeführt werden kann. Da auch unter dem Wissen dieser Problematik in nicht seltenen Fällen nicht ausreichend Tumor gewonnen werden kann, ist eine Kombination aus Keimbahntestung und HRD-Testung anzustreben [26].

Literatur

1. Farmer H et al. Targeting the DNA repair defect in BRCA mutant cells as a therapeutic strategy. Nature 2005;434(7035):917-21.

2. Bryant HE et al. Specific killing of BRCA2-deficient tumours with inhibitors of poly(ADP-ribose) polymerase. Nature 2005;434(7035):913-7.

3. Fong PC et al. Inhibition of poly(ADP-ribose) polymerase in tumors from BRCA mutation carriers. N Engl J Med 2009;361(2):123-34.

4. Audeh MW et al. Oral poly(ADP-ribose) polymerase inhibitor olaparib in patients with BRCA1 or BRCA2 mutations and recurrent ovarian cancer: a proof-of-concept trial. Lancet 2010;376(9737):245-51.

5. Gelmon KA et al. Olaparib in patients with recurrent high-grade serous or poorly differentiated ovarian carcinoma or triple-negative breast cancer: a phase 2, multicentre, open-label, non-randomised study. Lancet Oncol 2011;12(9):852-61.

6. du Bois A et al. AGO-OVAR 12: A randomized placebo-controlled GCIG/ENGOT-intergroup phase III trial of standard frontline chemotherapy +/– nintedanib for advanced ovarian cancer. International Journal of Gynecological Cancer 2013;23(8, S1).

7. du Bois A et al. Incorporation of pazopanib in maintenance therapy of ovarian cancer. J Clin Oncol 2014; 32(30):3374-82.

8. Ledermann J et al. Olaparib maintenance therapy in platinum-sensitive relapsed ovarian cancer. N Engl J Med 2012;366(15):1382-92.

9. Matulonis UA et al. Olaparib maintenance therapy in patients with platinum-sensitive, relapsed serous ovarian cancer and a BRCA mutation: Overall survival adjusted for postprogression poly(adenosine diphosphate ribose) polymerase inhibitor therapy. Cancer 2016; 122(12):1844-52.

10. Oza AM et al. Evaluation of tumour responses and olaparib efficacy in platinum-sensitive relapsed ovarian cancer (PSROC) patients (pts) with or without measurable disease in the SOLO2 trial (ENGOT Ov-21). Annals of Oncology 2017;28:v344.

11. Gonzalez-Martin A et al. Niraparib in patients with newly diagnosed advanced ovarian cancer. N Engl J Med 2019;381(25):2391-2402.

12. Moore K et al. Maintenance olaparib in patients with newly diagnosed advanced ovarian cancer. N Engl J Med 2018;379(26):2495-2505.

13. Ray-Coquard I et al. Olaparib plus Bevacizumab as first-line maintenance in ovarian cancer. N Engl J Med 2019;381(25):2416-2428.

14. Ashworth A. A synthetic lethal therapeutic approach: poly(ADP) ribose polymerase inhibitors for the treatment of cancers deficient in DNA double-strand break repair. J Clin Oncol 2008;26(22):3785-90.

15. Hauke J et al. Deleterious somatic variants in 473 consecutive individuals with ovarian cancer: results of the observational AGO-TR1 study (NCT02222883). J Med Genet 2019;56(9):574-580.

16. Turner N et al. Hallmarks of 'BRCAness' in sporadic cancers. Nat Rev Cancer 2004;4(10): 814-9.

17. Cancer Genome Atlas Research, N., Integrated genomic analyses of ovarian carcinoma. Nature 2011;474 (7353):609-15.

18. Pujade-Lauraine E et al. Homologous recombination repair gene mutations to predict olaparib plus bevacizumab efficacy in the first-line ovarian cancer PAOLA-1/ ENGOT-ov25 trial. JCO Precis Oncol 2023;7:e2200258.

19. Wang ZC et al. Profiles of genomic instability in high-grade serous ovarian cancer predict treatment outcome. Clin Cancer Res 2012;18(20):5806-15.

20. Swisher EM et al. Rucaparib in relapsed, platinum-sensitive high-grade ovarian carcinoma (ARIEL2 Part 1): an international, multicentre, open-label, phase 2 trial. Lancet Oncol 2017;18(1):75-87.

21. Telli ML et al. Homologous Recombination Deficiency (HRD) score predicts response to platinum-containing neoadjuvant chemotherapy in patients with triple-negative breast cancer. Clin Cancer Res 2016;22(15): 3764-73.

22. Denkert C et al. Homologous Recombination Deficiency as an ovarian cancer biomarker in a real-world cohort: Validation of decentralized genomic profiling. J Mol Diagn 2022;24(12):1254-1263.

23. Schouten PC et al. Ovarian cancer-specific BRCA-like copy-number aberration classifiers detect mutations associated with Homologous Recombination Deficiency in the AGO-TR1 trial. Clin Cancer Res 2021;27(23): 6559-6569.

24. Capoluongo ED et al. Alternative academic approaches for testing homologous recombination deficiency in ovarian cancer in the MITO16A/MaNGO-OV2 trial. ESMO Open 2022;7(5):100585.

25. Fumagalli C et al. In-house testing for homologous recombination repair deficiency (HRD) testing in ovarian carcinoma: a feasibility study comparing AmoyDx HRD Focus panel with Myriad myChoiceCDx assay. Pathologica 2022;114(4):288-294.

26. Heitz F et al. 2022-RA-1402-ESGO Implementing HRD testing in routine clinical practice among patients with primary high-grade advanced ovarian cancer. International Journal of Gynecologic Cancer 2022;32 (Suppl 2):A333-A333.

PARP-Inhibitoren in der Primärtherapie

2. PARP-Inhibitoren in der Primärtherapie

2.1. Einführung

Nach aktuellen Daten des Robert-Koch-Instituts [1] erkranken in Deutschland jährlich etwa 7200 Patienten an einem Ovarialkarzinom, 73 % davon – die höchste Rate aller gynäkologischen Tumore – versterben an dieser Erkrankung. Da ein Rezidiv der Erkrankung automatisch als unheilbar gilt, ist die Qualität der Primärtherapie von entscheidender Relevanz. Die Hoffnung aller wissenschaftlichen Bemühungen ist, durch eine verbesserte medikamentöse Therapie die Kurationsraten zu erhöhen.

Das fortgeschrittene Ovarialkarzinom unterscheidet sich sowohl in seinem Ausbreitungsmuster als auch in seiner Prognose beträchtlich von anderen soliden Tumorerkrankungen: Ein Großteil der Patienten stellt sich im fortgeschrittenen **Stadium FIGO IIIc** erstmalig vor. In diesem Stadium liegt bereits eine ausgeprägte Tumoraussaat in der Bauchhöhle vor.

Ursächlich hierfür ist einmal, dass es keine suffiziente Vorsorge gibt – in England waren große Reihenuntersuchungen mit Vaginalultraschall und CA125-Abnahme durchgeführt worden, ohne dass es zu einer Senkung der krankheitsbedingten Mortalität gekommen wäre. Andererseits sind selbst im fortgeschrittenen Stadium die Symptome der Erkrankung relativ unspezifisch, so dass sich die Diagnosestellung häufig verzögert. Ein Frühsymptom wie die Postmenopausenblutung beim Endometriumkarzinom fehlt völlig.

Anderseits handelt es sich beim klassischen high-grade serösen Ovarialkarzinom um einen relativ **chemosensiblen** Tumor: Während bei beispielsweise einem peritoneal metastasierten Pankreas- oder Gallengangskarzinom sich die Prognose sehr ungünstig im Bereich unter einem Jahr gestaltet, kann eine Patientin mit einem Ovarialkarzinom mit einer ähnlichen Tumorlast noch 5 Jahre oder länger – bei entsprechend qualitativ hochwertiger Primärtherapie – leben.

Seit mehreren Dekaden basierte die Primärtherapie des fortgeschrittenen Ovarialkarzinoms auf 2 wesentlichen Säulen: die **Operation** und die **Chemotherapie.** Erst in jüngster Zeit konnte mit den PARP-Inhibitoren und dem VEGF-Antikörper Bevacizumab eine weitere Therapiesäule etabliert werden: die **Erhaltungstherapie.**

Das Ziel einer Operation konnte schon vor einer Dekade durch diverse Studien definiert werden: Galt zuvor die Resektion aller Tumormanifestationen mit einem Ziel Tumorrest kleiner 1 cm als der Goldstandard, ist mittlerweile die **makroskopische Komplettresektion** das Ziel, d.h. alle sicht- oder tastbaren Tumorknoten müssen operativ entfernt werden. Die ist teilweise mit einem sehr hohen operativen Aufwand verbunden, und stellt sowohl an den Operateur (operatives Geschick und Ausbildung) als auch die Klinik (Intensivstation, Blutbank, Interdisziplinarität) hohe Ansprüche. Die Qualität der Operation ist damit der einzige durch den Therapeuten beinflussbare Prognosefaktor.

> **Merke:** Die Prognose entscheidet sich am Tag der Operation.

Etwa nach 3-5 Wochen abhängig von der Rekonvaleszenz beginnt standardmäßig die **Systemtherapie:**

Hier ist seit vielen Jahren der Standard (für Deutschland) 6 Zyklen Carboplatin AUC 5 /Paclitaxel 175 mg/m^2 q21.

Hier gibt es – wie auch in einigen andere Therapieaspekten, die im folgenden Kapitel erwähnt werden – international keine Einigkeit: So wird im angloamerikanischen Raum häufig Carboplatin AUC 6 dosiert, in Asien dagegen wird das Paclitaxel häufig wöchentlich und dafür in einer höheren Gesamt-Dosierung gegeben, all diese Vorgehensweisen können – zumindest teilweise – mit Studiendaten hinterlegt werden.

Hinsichtlich der Reihenfolge der klassischen beiden Therapiesäulen Chemotherapie und Operation besteht ebenfalls kein Konsens: In anderen Ländern wird häufig der Operation eine **Neoadjuvante Systemtherapie** mit 3 Zyklen Chemotherapie vorangestellt, danach erfolgt die sogenannte **Intervalldebulking-OP** gefolgt von weiteren 3 Zyklen Chemotherapie. Die Argumentation der Befürworter hier ist, dass bei gleicher Effektivität, was das progressionsfreie Überleben (PFS) und Gesamtüberleben (OS) angeht, die Schwierigkeit der Operation verringert wäre. Aus verschiedenen

Gründen ist dieses Vorgehen in der deutschen Leitlinie nur für primär inoperable Patienten vorgesehen.

Bis ins Jahr 2011 hatte es 10 Jahre keine positive Studie – d.h. mit einer Verbesserung der Parameter OS und PFS – beim Ovarialkarzinom mehr gegeben.

Umso größer war die Begeisterung in der wissenschaftlichen Community für die **Erhaltungstherapie** mit dem VEGF-Antikörpers **Bevacizumab** gewesen: In 2 Studien (ICON7/Ovar11 und GOG218) konnte erstmalig wieder ein – wenn auch geringer – PFS-Vorteil (zwischen 2,5 und 4 Monaten) gezeigt werden, ein Gesamtüberlebensvorteil war nur in einer „high-risk"-Gruppe zu beobachten gewesen. Hierzu wurde der Antikörper ab Zyklus 1, ggf. auch erst ab Zyklus 2 – da der negative Einfluss von Bevacizumab auf die Wundheilung bekannt war und man die Nähe zu Operation meiden wollte – zur Chemotherapie hinzugegeben und nach Abschluss für 15 Monate fortgeführt. Eine Verlängerung der Erhaltungstherapie mit Bevacizumab auf 2 Jahre dagegen war nicht mit einem weiteren Vorteil vergesellschaftet (AGO Ovar 17 Boost Studie) [2].

Auch hier wurden die Ergebnisse unterschiedlich interpretiert: Während in Europa Carbo/Paclitaxel + Bevacizumab in vielen Ländern nunmehr als der neue Standard galt, wurde dies zum Beispiel in den USA nicht so umgesetzt: Argument war hier der fehlende Nachweis einer Verbesserung des Gesamtüberlebens. Dieser konnte nur in einer ungeplanten Subgruppenanalyse für eine Hochrisikogruppe, die als FIGO IV oder postoperativer Tumorrest definiert war, nachgewiesen werden.

2.2. Etablierung der PARP-Inhibitoren

Nach der Zulassung von Bevacizumab war über einige Jahre keine positive Studie beim Ovarialkarzinom mehr publiziert worden. Nachdem beim Platin-sensiblen Rezidiv allerdings die PARP-Inhibitor-Studien (☞ Kap. 3.) so vielversprechend gewesen waren, war die Hoffnung groß, einen ebenso durchschlagenden Effekt in der Firstline zu sehen.

Die erste publizierte Phase-III-Studie zu PARP-Inhibitoren in der Firstline war die **SOLO1-Studie** am ESMO 2018 gewesen. In dieser Studie waren 391 Patienten, die alle als Einschlusskriterium eine **BRCA-Mutation** haben mussten, adjuvant im Anschluss an eine Standardchemotherapie mit einer Erhaltungstherapie mit **Olaparib** über 2 Jahre therapiert worden.

Die Ergebnisse hatte man so beim Ovarialkarzinom bisher noch nicht gesehen: Mit einer Hazard Ratio von 0,3 war der Effekt extrem beeindruckend gewesen, gar schien es, dass die Kaplan-Meier-Kurve im experimentellen Arm ein Plateau erreicht und durch den PARP-Inhibitor vielleicht mehr Patientinnen geheilt werden. Erkauft wurde dieser enorme Vorteil lediglich mit geringgradiger Hämatotoxizität, die Lebensqualität unterschied sich nicht signifikant in beiden Armen. Dier Effekt war auch unabhängig davon, ob es sich um Patientinnen mit einer günstigen (optimal operiert) oder ungünstigen Prognose handelte. Mittlerweile ist auch das Langzeit-Follow-up der Studie publiziert [3].

So konnte das progressionsfreie Überleben (PFS) durch Olaparib von 13,6 auf 56 Monate gesteigert werden, ebenso zeigte sich ein klinisch bedeutsamer Effekt im Gesamtüberleben (OS) mit einer HR von 0,55, der formal jedoch nicht signifikant war. Nach 7 Jahren waren immer noch 67 % der Patienten im experimentellen Arm am Leben gewesen.

Allerdings sind je nach Kollektiv nur zwischen 20 und 30 % aller Patientinnen BRCA-mutiert, so dass der Großteil aller Ovarialkarzinom-Patientinnen nicht in der Studie abgebildet waren.

Mit großer Spannung wurden daher die Daten aus den 3 großen Phase-III-Studien in der All-comer-Population erwartet, die alle gleichzeitig ebenfalls am ESMO 2019 präsentiert worden waren: die **PRIMA**-Studie mit **Niraparib** als Erhaltungstherapie, die **VELIA**-Studie mit **Veliparib** als Erhaltungstherapie und die **PAOLA1**-Studie, in der zu der Chemotherapie **Bevacizumab +/- Olaparib** randomisiert worden war. Eine Übersicht über die Studien gibt Tab. 2.1 wieder [4-6].

Trotz einiger Unterschiede im Design – so war die PAOLA1-Studie eine echte „Allcomer"-Studie mit einem relativ typisch gemischten Kollektiv gewesen, die PRIMA-Studie dagegen hatte sich auf ein Hochrisiko-Kollektiv fokussiert, definiert als Patientinnen mit Stadium IV oder Tumorrest nach Operation. Trotzdem waren die Studien im Ergebnis relativ ähnlich gewesen.

Studie	BRCA-Status	Kollektiv	Randomisierung	PARPi wann?	Exper. Arm	Kontroll-Arm	Alle Pat.		BRCA mut.		HRD+		HRD-	
							PFS HR	OS HR	PFS HR	OS HR	PFS HR	OS HR	PFS HR	OS HR
SOLO1	mut	PDS + IDS	Nach Chemo	Erhalt.	Olaparib	Placebo	na	na	56 vs. 13,8 0.3	na vs. 72,2 0,55	na	na	na	na
PAOLA	alle	PDS + IDS	Nach Chemo	Erhalt.	Olaparib + Bev	Placebo + Bev	22,1 vs 16,6 0,59	56.5 vs 51.6 0.92	37,2 vs 17,7 0,33	73,2 vs 53,8 0.60	28,1 vs 16,6 0,43	65,5 vs 48,8 0.62	16,6 vs 16,0 0,92 ns	25,7 vs 32,2 1.19
PRIMA	alle	PDS: III mit Tumorrest oder IV, IDS	Nach Chemo	Erhalt.	Niraparib	Placebo	13,8 vs 8,2 0,62	na	21,9 vs 10,4 0,43	na	21.9 vs 10.4 0.43	na	8.1 vs 5.4 0.68	na
VELIA	alle	PDS + IDS	Start Chemo	Upfront	Veliparib	Placebo	23,5 vs 17,3 0,68	na	34,7 vs 22,0 0,44	na	22,9 vs 19,8 0,74 ns	na	15,0 vs 11,5 0,81 ns	na
GOG218	alle	Nur PDS Tumorrest obligat	Start Chemo	na	Bev	Placebo	13,9 vs 10,4 0,73							
OVAR11	alle	Nur PDS	Start Chemo	na	Bev	Placebo	19,8 vs 17,4 0,87							
PRIME	alle	PDS + IDS	n.a.	Erhalt.	Niraparib	Placebo	24,8 vs 8,3 0,45		n.r. vs 10,8 0,40		n.r. vs 11.0 0,48		16.6 vs 5,5 0,41	

Tab. 2.1: Übersicht und Vergleich relevanter Outcomeparameter in wichtigen Phase-III-Studien der vergangenen Jahre (PDS: primary debulking surgery, IDS: interval debulking surgery, PFS: progressionsfreies Überleben, OS: Gesamtüberleben, n.r.: not reached).

Während Rucaparib aufgrund der mangelnden Abbildung in Studien in Deutschland im Versorgungsalltag nie eine größere Rolle gespielt hat, war nun die Interpretation dieser Ergebnisse für die weitere und aktuelle-Therapielandschaft wichtig: Während bei sowohl PAOLA als auch PRIMA die intention-to-treat-, die BRCAmut- und die HRDpos-Subgruppe positiv für den Einsatz des PARP-Inhibitors gewesen waren, unterschieden sich die Subgruppen in der HRD-negativen Gruppe: So zeigte sich bei PRIMA auch hier noch ein Effekt (HR 0,68) zugunsten des Niraparib, dagegen gab es in der PAOLA-Studie keinen signifikanten Unterschied mehr durch die Hinzunahme von Olaparib. Ob diese Tatsache nun auf Unterschiede zwischen den einzelnen PARP-Inhibitoren zurückzuführen ist oder ob Bevacizumab einen möglichen Effekt von Olaparib in dieser Gruppe negiert, bleibt ungeklärt. Erschwerend kam zusätzlich dazu, dass zumindest in der Anfangszeit der HRD-Test nicht einfach bzw. ubiquitär verfügbar war und erst im Verlauf der Zeit neben dem Myriad-Mychoice-Test (der auch in den Studien benutzt worden war) andere, akademische Tests verfügbar wurden und deren Äquieffektivität in Vergleichsstudien nachgewiesen werden konnte [7].

Merke: Nach Zulassung beider Substanzen sind in Folge auch beide Therapieschemata in Deutschland bei der Primärdiagnose möglich: entweder Niraparib mono unabhängig von einem HRD-Test oder Olaparib mit Bevacizumab bei BRCAmut und HRDpos und ggf. Bevacizumab mono bei HRDneg.

Trotz dieser Verbesserungen waren die Toxizitäten der Therapien im Allgemeinen gut zu beherrschen gewesen. Während bei Olaparib häufig die Anämie und die Nausea das führende Symptom war, war bei Niraparib trotz häufig bereits reduzierter Startdosis die Thrombozytopenie ein häufiges Problem gewesen.

Etwas – zumindest partiell – durchmischt waren dann die einige Jahre später publizierten Ergebnisse des **Gesamtüberlebens.** So konnte in der BRCAmut-Gruppe in der SOLO1-Studie [3] bei einem Follow-up von knapp 90 Monaten eine HR von 0,55 zugunsten des Olaparibs gezeigt werden: Nach 7 Jahren waren in der Olaparib-Gruppe noch 67 % der Patientinnen am Leben, während es in der Placebogruppe nur 45,3 % waren.

Eine große Befürchtung bei der Langzeittherapie mit PARP-Inhibitoren war gewesen, dass nach Jahren aufgrund des Wirkmechanismus die Rate von Sekundärmalignomen insbesondere von Leukämien und myelodysplastischen Syndromen erhöht sein könnte, insbesondere bei BRCAmut-Patientinnen, bei denen ja von Natur aus schon ein DNA-Reparaturweg defekt ist. Beruhigenderweise war die Inzidenz der Erkrankungen aber im Vergleich zum Standardarm in der SOLO1-Studie nicht erhöht gewesen.

Auch von der PAOLA1-Studie sind mittlerweile die Gesamtüberlebensdaten publiziert: Nach 5 Jahren follow-up konnte durch die Hinzunahme von Olaparib in der ITT das Gesamtüberleben von 51,6 auf 56,5 Monate gesteigert werden (HR 0,92). Dieser Effekt wurde überwiegend durch die BRCAmut- (HR0,6) und HRDpos- (HR0,62) Patientinnen getriggert, während es keine relevanten Unterschiede in der Gruppe der HRDneg-Patientinnen gab. Relevant für die Bewertung dieser Ergebnisse ist die Tatsache, dass es insgesamt beim Ovarialkarzinom aufgrund der multiplen nachfolgenden Linien häufig schwer ist, in Studien einen Gesamtüberlebensvorteil zu zeigen. Zudem erhielten 51 % der Standardarm Patientinnen in der nächsten Linie den PARP-Inhibitor, während bei 27 % der Patientinnen eine „PARP nach PARP"-Therapie durchgeführt wurde.

Mit der Zeit wurden weitere Phase-III-Studien in der Primärsituation publiziert: In der Athena-Studie mit **Rucaparib** [8] konnte das PFS in der intention to treat von 9,2 auf 20,2 Monate, HR 0,52signifikant verbessert werden, in der HRD-positiven Subgruppe war der Effekt ähnlich mit 11,3 vs. 28,7 Monaten (HR 0,47).

Etwas enttäuschend dagegen war das OS der PRIMA-Studie, das das erste Mal am ESMO 2024 gezeigt worden war: Hier zeigte sich wohl in der ITT- als auch in der HRD-Gruppe kein Unterschied. Verschiedene Ursachen waren hierfür diskutiert worden: War es die Substanz? Die hohe PARP nach PARP crossover-Rate? Das "schlechte" Studienkollektiv? Hier scheint es keine einfache Antwort zu geben [9].

Ebenso erstmalig am ESMO wurde das Ergebnis der Athena-Combo-Studie gezeigt: Hier konnte durch die Addition des Checkpointinhibitors Nivolumab zu der Erhaltungstherapie mit Rucaparib keine Verbesserung erzielt werden, im Gegenteil war der experimentelle Kombi-Arm sogar signifikant schlechter gewesen [10].

Eine weitere Phase-III-Studie aus China mit Niraparib in einem Allcomer-Kollektiv konnte publiziert werden. In der Prime Studie zeigte sich ebenfalls der bekannte PARP-Effekt. Durch die Hinzunahme von Niraparib wurde das progressionsfreie Überleben sowohl in der ITT als auch in allen Subgruppen verbessert. Allerdings war überraschenderweise der Effekt in der HRDneg-Subgruppe mit einer HR von 0,27 am größten gewesen, sogar größer als in der BRCAmut-Gruppe (0,48). Ob dieser Effekt dem Design der Studie zuzuschreiben ist oder ob dies an der vielfach bekannten Tatsache liegt, dass Ovarialkarzinome bei asiatischen Patientinnen einen anderen Krankheitsverlauf zeigen als bei kaukasischen, ist bisher ungeklärt. Möglicherweise war aber auch der HRD-Test (BGI Genomics) ursächlich, der bei PRIME ein anderer war als in den zuvor beschriebenen Studien.

2.3. Aktuelle und zukünftige Entwicklungen in der First-line-Therapie

Eine wesentliche Erkenntnis aus den obengenannten Studien ist:

Die Profizienz in der homologen Rekombination (also HRDneg) ist nicht nur ein Biomarker für ein schlechtes Ansprechen auf eine Therapie mit PARP-Inhibitoren, sondern auch ein Prognosefaktor für eine insgesamt schlechtere Prognose. Deswegen scheint diese Gruppe besonders interessant für weitere Entwicklungen und besonders Kombinationstherapien zu sein. Hier waren große Hoffnungen in die Immuntherapien gesetzt worden, allerdings konnte durch die alleinige Hinzunahme eines **Checkpointinhibitors** zur Standardchemotherapie sowohl in der **JAVELIN100**-(AGO-OVAR 22) als auch der **IMAGYN**-Studie (AGO-OVAR 28) bisher keine signifikante Verbesserung der Outcomeparameter erreicht werden. In beiden Studien war die Immuntherapie ohne PARP-Inhibitor verabreicht worden.

Ein relevantes Signal konnte hier die **DUO-O**-Studie (AGO-OVAR 23) zeigen, die zum Zeitpunkt der Erstellung dieses Artikels bisher nur als Kongresspublikation vorliegt. Bei der DUO-O-Studie handelt es sich um ein relativ komplexes Studiendesign. In der 3-armigen Phase-III-Studie war ein Arm als Standardarm definiert worden. Hier erhielten die Patientinnen zur Chemotherapie mit Carboplatin/Paclitaxel zusätzlich Bevacizumab + Placebo. In einem weiteren Arm wurde Bevacizumab + der Checkpointinhibitor **Durvalomab** gegeben, im dritten Arm Bevacizumab, Durvalumab + der PARP-Inhibitor Olaparib, als 3 zielgerichtete Therapien.

In allen Subgruppen konnte durch die Hinzunahme von Olaparib und Durvalumab eine Verbesserung des PFS gezeigt werden: in der ITT-Population von 19,3 auf 24, 2 Monate (HR 0,63), in der HRDpos-Subgruppe von 23 auf 37,3 Monate (HR 0,49) und in der HRDneg-Subgruppe – wie oben erwähnt am schwierigsten zu behandeln – von 17,4 auf 20,9 Monate, HR 0,68.

Die Interpretation gestaltete sich insofern schwierig, als Kritiker der Studie vorwarfen, nicht gegen den aktuellen Standard „PARP mono oder PARP + Bevacizumab“ als Standardarm getestet zu haben. Allerdings war dies zum Zeitpunkt des Studiendesigns noch nicht Standard gewesen. So war der zusätzliche Gewinn durch die Hinzunahme des Checkpointinhibitors nicht klar zu bemessen gewesen.

Die gilt allerdings nicht für die Subgruppe der HRDneg-Patientinnen. Hier war in der PAOLA1-Studie kein Effekt durch den PARP-Inhibitor gesehen worden, in der DUO-O-Studie hingegen konnte ein signifikanter Effekt immerhin mit einer HR von 0,68 deutlich gemacht werden. Möglicherweise scheint also die Hinzunahme von **Immuntherapie** eine Möglichkeit zu sein, die Responsivität dieser Tumorsubgruppe auf PARP-Inhibitoren zu verbessern.

Erkauft wurde dieser Vorteil allerdings mit einer relevanten **Toxizität:** So war zwar die absolute nummerische Anzahl der AEs > Grad III nur um 10 % im Kombinationsarm erhöht. Allerdings war auch die Abbruchrate während der Chemotherapie (35 vs. 20 %) und in der Erhaltungsphase (26 vs. 13 %) deutlich höher. Trotzdem scheint die dreifach-zielgerichtete Therapie eine Option für Patientinnen in einem guten Allgemeinzustand zu sein, aufgrund der fehlenden Zulassung muss hier bisher allerdings jeweils ein Antrag auf Kostenübernahme bei den Krankenkassen gestellt werden.

Aktuell zum Zeitpunkt der Drucklegung rekrutieren folgende Phase-III-Studien in Deutschland:

- Bei der **AGO-OVAR28**-Studie handelt es sich um eine Allcomer-Studie. In dieser erhalten die Patientinnen eine Erhaltungstherapie mit Niraparib +/- Bevacizumab. Hier soll die letztlich nicht abschließend wissenschaftlich geklärte Fragestellung gelöst werden, ob Bevacizumab bei PARP-Inhibitorgabe noch einen zusätzlichen Benefit für die Patientinnen erbringt.
- In der **N-Plus**-Studie, wo das Einschlusskriterium eine BRCA-Mutation ist, wird erstmalig eine De-Eskalationsstrategie überprüft. Bei Patientinnen mit makroskopischer Komplettresektion wird 3 vs. 6 Zyklen Chemotherapie + PARP-Inhibitor randomisiert.

Weitere spannende Therapiekonzepte sind aktuell in Vorbereitung, aber noch nicht „Ready for prime time". Interessant scheinen hier besonders die **Antibody-Drug-Konjungate** (ADCs) zu sein. Mit **Mirvetuximab-Soravtansine** steht hier eine sehr vielversprechende Substanz zu Verfügung, die aktuell im Rezdivsetting in multiplen Studien überprüft wird und den Folat-Rezeptor Alpha als Ziel hat. Ein anderes Therapiekonzept scheinen die sogenannten **window-of-opportunity**-Studien zu sein, bei denen der Zeitpunkt zwischen Diagnosesicherung zum Beispiel per Laparoskopie und der Debulking-OP für eine „In vivo"-Testung des Tumors genutzt werden soll.

Literatur

1. RKI – Krebs in Deutschland – 2019/2020 (krebsdaten.de)

2. Pfisterer J, Joly F, Kristensen G, Rau J, Mahner S, Pautier P, El-Balat A, Kurtz JE, Canzler U, Sehouli J, Heubner ML, Hartkopf AD, Baumann K, Hasenburg A, Hanker LC, Belau A, Schmalfeldt B, Denschlag D, Park-Simon TW, Selle F, Jackisch C, Burges A, Lück HJ, Emons G, Meier W, Gropp-Meier M, Schröder W, de Gregorio N, Hilpert F, Harter P. Optimal Treatment Duration of Bevacizumab as Front-Line Therapy for Advanced Ovarian Cancer: AGO-OVAR 17 BOOST/GINECO OV118/ENGOT Ov-15 Open-Label Randomized Phase III Trial. J Clin Oncol. 2023 Feb 1;41(4):893-902.

3. DiSilvestro P, Banerjee S, Colombo N, Scambia G, Kim BG, Oaknin A, Friedlander M, Lisyanskaya A, Floquet A, Leary A, Sonke GS, Gourley C, Oza A, González-Martín A, Aghajanian C, Bradley W, Mathews C, Liu J, McNamara J, Lowe ES, Ah-See ML, Moore KN; SOLO1 Investigators. Overall Survival With Maintenance Olaparib at a 7-Year Follow-Up in Patients With Newly Diagnosed Advanced Ovarian Cancer and a BRCA Mutation: The SOLO1/GOG 3004 Trial. J Clin Oncol. 2023 Jan 20;41(3):609-617.

4. Coleman RL, Fleming GF, Brady MF, Swisher EM, Steffensen KD, Friedlander M, Okamoto A, Moore KN, Efrat Ben-Baruch N, Werner TL, Cloven NG, Oaknin A, DiSilvestro PA, Morgan MA, Nam JH, Leath CA 3rd, Nicum S, Hagemann AR, Littell RD, Cella D, Baron-Hay S, Garcia-Donas J, Mizuno M, Bell-McGuinn K, Sullivan DM, Bach BA, Bhattacharya S, Ratajczak CK, Ansell PJ, Dinh MH, Aghajanian C, Bookman MA. Veliparib with First-Line Chemotherapy and as Maintenance Therapy in Ovarian Cancer. N Engl J Med. 2019 Dec 19; 381(25):2403-2415.

5. Ray-Coquard I, Pautier P, Pignata S, Pérol D, González-Martín A, Berger R, Fujiwara K, Vergote I, Colombo N, Mäenpää J, Selle F, Sehouli J, Lorusso D, Guerra Alía EM, Reinthaller A, Nagao S, Lefeuvre-Plesse C, Canzler U, Scambia G, Lortholary A, Marmé F, Combe P, de Gregorio N, Rodrigues M, Buderath P, Dubot C, Burges A, You B, Pujade-Lauraine E, Harter P; PAOLA-1 Investigators. Olaparib plus Bevacizumab as First-Line Maintenance in Ovarian Cancer. N Engl J Med. 2019 Dec 19;381(25):2416-2428.

6. González-Martín A, Pothuri B, Vergote I, DePont Christensen R, Graybill W, Mirza MR, McCormick C, Lorusso D, Hoskins P, Freyer G, Baumann K, Jardon K, Redondo A, Moore RG, Vulsteke C, O'Cearbhaill RE, Lund B, Backes F, Barretina-Ginesta P, Haggerty AF, Rubio-Pérez MJ, Shahin MS, Mangili G, Bradley WH, Bruchim I, Sun K, Malinowska IA, Li Y, Gupta D, Monk BJ; PRIMA/ENGOT-OV26/GOG-3012 Investigators. Niraparib in Patients with Newly Diagnosed Advanced Ovarian Cancer. N Engl J Med. 2019 Dec 19;381(25):2391-2402.

7. Pfarr N, von Schwarzenberg K, Zocholl D, Merkelbach-Bruse S, Siemanowski J, Mayr EM, Herold S, Kleo K, Heukamp LC, Willing EM, Menzel M, Lehmann U, Bartels S, Chakraborty S, Baretton G, Demes MC, Döring C, Kazdal D, Budczies J, Rad R, Wild P, Christinat Y, McKee T, Schirmacher P, Horst D, Büttner R, Stenzinger A, Sehouli J, Vollbrecht C, Hummel M, Braicu EI, Weichert W; German HRD assay Harmonization Consortium. High Concordance of Different Assays in the Determination of Homologous Recombination Deficiency-Associated Genomic Instability in Ovarian Cancer. JCO Precis Oncol. 2024 Mar;8:e2300348.

8. Monk BJ, Parkinson C, Lim MC, O'Malley DM, Oaknin A, Wilson MK, Coleman RL, Lorusso D, Bessette P, Ghamande S, Christopoulou A, Provencher D, Prendergast E, Demirkiran F, Mikheeva O, Yeku O, Chudecka-Glaz A, Schenker M, Littell RD, Safra T, Chou HH, Morgan MA, Drochýtek V, Barlin JN, Van Gorp T, Ueland F,

Lindahl G, Anderson C, Collins DC, Moore K, Marme F, Westin SN, McNeish IA, Shih D, Lin KK, Goble S, Hume S, Fujiwara K, Kristeleit RS. A Randomized, Phase III Trial to Evaluate Rucaparib Monotherapy as Maintenance Treatment in Patients With Newly Diagnosed Ovarian Cancer (ATHENA-MONO/GOG-3020/ENGOT-ov45). J Clin Oncol. 2022 Dec 1;40(34):3952-3964.

9. Monk BJ, Barretina-Ginesta MP, Pothuri B, Vergote I, Graybill W, Mirza MR, McCormick CC, Lorusso D, Moore RG, Freyer G, O'Cearbhaill RE, Heitz F, O'Malley DM, Redondo A, Shahin MS, Vulsteke C, Bradley WH, Haslund CA, Chase DM, Pisano C, Holman LL, Pérez MJR, DiSilvestro P, Gaba L, Herzog TJ, Bruchim I, Compton N, Shtessel L, Malinowska IA, González-Martín A. Niraparib first-line maintenance therapy in patients with newly diagnosed advanced ovarian cancer: final overall survival results from the PRIMA/ENGOT-OV26/GOG-3012 trial. Ann Oncol. 2024 Nov;35(11):981-992.

10. Monk BJ, Oaknin A, O'Malley DM, Wilson M, Lorusso D, Westin S, Oza AM, Zagouri F, Herzog TJ, Mikheeva O, Parkinson C, Coleman RL, Lim MC, Chudecka-Glaz AM, Eskander RN, Bruchim I, Ghamande S, Despain D, Fujiwara K, Kristeleit R. LBA30 ATHENA-COMBO, a phase III, randomized trial comparing rucaparib (RUCA) + nivolumab (NIVO) combination therapy vs RUCA monotherapy as maintenance treatment in patients (pts) with newly diagnosed ovarian cancer (OC). Ann Oncol. 2024 Sep;35(suppl_2):1-72.

PARP-Inhibitoren in der Rezidivtherapie

3. PARP-Inhibitoren in der Rezidivtherapie

3.1. Entwicklung

Die Rezidivtherapie des Ovarialkarzinoms war der erste Einsatzort der klinischen PARP-Inhibitoren. Beim Platin-sensitiven (späten) Rezidiv erfolgte auch die erste Zulassung.

Zu diesem Zeitpunkt war das Zeitalter der zielgerichteten Therapiestrategien bereits angebrochen und mit Bevacizumab als Anti-VEGF-Antikörper bereits die erste zielgerichtete Erhaltungstherapie im klinischen Einsatz. Die OCEANS-Studie zeigte hier für die damals noch moderne Erhaltungstherapie Bevacizumab einen Vorteil im progressionsfreien Überleben (PFS) von 4 Monaten (8,4 Monate versus 12,4 Monate- HR 0,48, p<0,0001) [1]. In den Jahren und Jahrzehnten zuvor waren große Anstrengungen unternommen worden, um eine Verbesserung zum Standard der Platin-basierten Re-Induktionschemotherapie zu finden (Dosisdichte Therapie, Chemotherapie-Tripletten, etc.), welche jedoch alle ohne Erfolg blieben. Somit wurde eine Verbesserung des PFS um 4 Monate im damaligen Therapieumfeld als große Verbesserung wahrgenommen.

Nach dem erfolglosen Einsatz der PARP-Inhibitoren im Bereich triple-negatives Mammakarzinom waren die Erwartungen an diese Substanzklasse nach initial großer Euphorie zunächst sehr gedämpft. Hier war auf Grund des Wirkmechanismus und des hohen Anteils von zu erwartender BRCA-Mutation in dieser Entität eine hohe Effektivität erwartet worden, die Ergebnisse zum vermeintlichen PARP-Inhibitor Iniparib erbrachte aber zunächst negative Daten. Auf Grund dieser negativen Studie wurde zwischenzeitlich die Effektivität der gesamten Substanzklasse in Frage gestellt und die Weiterentwicklung der PARP-Inhibitoren in anderen Indikationen wurde von der Industrie sehr kritisch diskutiert. Glücklicherweise wurden trotz großer Skepsis erste Studien beim Ovarialkarzinom durchgeführt. Die ersten Studien wurden hier im späten Rezidiv (Platin-sensitiv) aufgelegt. Die ersten Studien (Study-19 Olaparib, NOVA-Studie Niraparib, SOLO-2 Studie Olaparib) hatten hierbei immer den gleichen Aufbau: Die Patientinnen erhielten zunächst eine Platin-basierte Chemotherapie. Wenn Sie auf diese angesprochen hatten, wurden Sie in eine Erhaltungstherapie mit einem oralen PARP-Inhibitor oder Placebo randomisiert.

Dieses Therapieszenario der Erhaltungstherapie mit einem PARPi nach vorheriger Chemotherapie ist dabei von dem Therapieszenario der Monotherapie mit einem PARPi bei Progress der Erkrankung abzugrenzen.

Für beide Konzepte gibt es Evidenzen, die im folgenden dargestellt werden.

3.2. Klinische Daten

Die erste Studie zur PARP-Inhibition beim Platin-sensitiven Ovarialkarzinom wurde mit Olaparib als Erhaltungstherapie durchgeführt. In der Study-19 (☞ Tab. 3.1) wurden über 250 Patientinnen randomisiert und erhielten nach durchgeführter Platin-haltiger Chemotherapie entweder Olaparib oral (damals noch in der Dosis 400 mg 2x tgl. als Kapsel) oder Placebo. Die Olaparib-Behandlung erbrachte hier einen progressionsfreien Überlebensvorteil von knapp 7 Monaten und einen Gesamtüberlebensvorteil von 2 Monaten in der ITT-Population und von 4,7 Monaten in der BRCA-mutierten Gruppe [2]. Der Gesamtüberlebensvorteil wurde mit einem p-Wert von 0,025 aber auf Grund der vorgeplanten Analyse nicht als signifikant gewertet (benötigt p<0,0095). Mit einer fast Verdoppelung der Effektivitätsdaten bezogen auf das PFS verglichen mit der bisher stärksten Therapie mit Bevacizumab (OCEANS-Studie) wurden diese ersten Daten zur PARP-Inhibition beim Ovarialkarzinom mit Begeisterung aufgenommen. Auf Grund der Study-19 wurde im Dezember 2014 die Zulassung für Olaparib-Kapseln für Patientinnen mit BRCA-Mutation ausgesprochen.

Es folgte die NOVA-Studie, die den gleichen Aufbau im Studiendesign zeigte, aber den PARP-Inhibitor Niraparib einsetzte und zum ersten Mal einen HRD-Test nutzte, um die Patientin in die drei verschiedenen Prognosegruppen (BRCAm, HRD-positiv, HRD-negativ) einzuteilen. Über 550 Patientinnen wurden randomisiert und erhielten nach Platin-basierter Chemotherapie und Ansprechen auf diese entweder Niraparib oral oder Placebo. Hier zeigte sich in der BRCAm-Gruppe ein massiver Vorteil im PFS von über 15 Monaten im

Studie	Kollektiv	Behandlung	Ergebnis
Study 19 (NCT00753545)	PSROC, 2 oder mehr platinbasierte Vortherapien	Olaparib Kapsel 400 mg (n = 136) vs. Placebo (n = 129)	Alle PFS 8.4 vs. 4.8 Monate (HR 0.35; 95 % CI 0.25–0.49; P < 0.001) BRCAm PFS 11.2 vs. 4.3 Monate (HR 0.18; 95 % CI 0.10–0.31); P < 0.0001) Non-BRCAm PFS 7.4 vs. 5.5 Monate (HR 0.54; 95 % CI 0.34–0.85; P = 0.0075) Alle OS 29.8 vs. 27.8 Monate (HR 0.73; 95 % CI 0.55–0.95; P = 0.02138)a BRCAm OS 34.9 vs. 30.2 Monate (HR 0.62; 95 % CI 0.42–0.93; P = 0.02140) Non-BRCAm: OS 24.5 vs. 26.6 Monate (HR 0.84; 95 % CI 0.57–1.25; P = 0.3975)
SOLO2 (NCT01874353)	PSROC, BRCAm, CR/PR nach 2 oder mehr platinbasierte Vortherapien	Olaparib Tablette 300 mg bid (n = 196) vs. Placebo (n = 99)	BRCAm PFS 19.1 vs. 5.5 Monate (HR 0.30; 95 % CI 0.22–0.41; P < 0.0001) OS 51.7 vs. 38.8 Monate (HR 0.74; 95 % CI 0.54–1.00; P = 0.054)
OPINION (NCT03402841)	PSROC, non-gBRCAm, NED/CR/PR 2 oder mehr platinbasierte Vortherapien	Olaparib Tablette 300 mg bid (n = 279)	Non-gBRCAm PFS 9.2 Monate (95 % CI 7.6–10.9) sBRCAm PFS 16.4b Monate (95 % CI 12.8–NC) HRD-positiv PFS 11.1 Monate (95 % CI 9.2–14.6) HRD-positiv exkl. sBRCAm PFS 9.7 Monate (95 % CI 8.1–13.6) HRD-negativ PFS 7.3 Monate (95 % CI 5.5–9.0) Non-gBRCAm OS 32.7 Monate (95 % CI 29.5–35.3) HRD-positiv inkl .sBRCAm 30-Monats OS-Rate 66.7 % (95 % CI 57.5–74.3) HRD-positiv exkl.sBRCAm 30-Monats OS-Rate 65.6 % (95 % CI 55.0–74.3) sBRCAm 30-Monats OS-Rate 70.4 % (95 % CI 49.4–83.9) HRD-negativ 30-Monats OS-Rate 38.9 % (95 % CI 29.9–47.8)

Studie	Kollektiv	Behandlung	Ergebnis
ORZORA (NCT02476968)	PSROC, BRCAm oder non-BRCA HRRm, CR/PR 2 oder mehr platinbasierte Vortherapien	Olaparib Kapsel 400 mg bid (n = 181)	BRCAm PFS 18.0 Monate (95 % CI 14.3–22.1) sBRCAm PFS 16.6 Monate (95 % CI 12.4–22.2) gBRCAm PFS 19.3 Monate (95 % CI 14.3–27.6) Non-BRCA HRRm PFS 16.4 Monate (95 % CI 10.9–19.3) BRCAm OS 46.8 Monate (95 % CI 37.9–54.4) sBRCAm OS 43.2 Monate (95 % CI 31.7–NC) gBRCAm OS 47.4 Monate (95 % CI 37.9–NC) Non-BRCA HRRm OS 44.9 Monate (95 % CI 28.9–NC)
NOVA (NCT01847274)	PSROC, gBRCAm (n = 203) oder non-gBRCAm (n = 350) CR/PR 2 oder mehr platinbasierte Vortherapien	Niraparib 300 mg od (n = 372) vs. Placebo (n = 181)	gBRCAm: BICR-PFS 21.0 vs. 5.5. Monate (HR 0.27; 95 % CI 0.17–0.41; P < 0.001) Non-gBRCAm BICR-PFS 9.3 vs. 3.9 mo Monate nths; HR 0.45; 95 % CI 0.34–0.61; P < 0.001) Non-gBRCAm, HRD-positiv BICR- PFS 12.9 vs. 3.8 Monate (HR 0.38; 95 % CI 0.24–0.59) HRD-positiv inkl. sBRCAm BICR- PFS 20.9 vs. 11.0 Monate (HR 0.27; 95 % CI 0.08–0.90; P = 0.02) HRD-positiv, non-BRCAm BICR-PFS 9.3 vs. 3.7 Monate (HR 0.38; 95 % CI 0.23–0.63; P < 0.001) HRD-negativ BICR- PFS 6.9 vs. 3.8 Monate (HR 0.58; 95 % CI 0.36–0.92; P = 0.02) gBRCAm OS 40.9 vs. 38.1 Monate (HR 0.85; 95 % CI 0.61–1.20) Non-gBRCAm OS 31.0 vs. 34.8 Monate (HR 1.06; 95 % CI 0.81–1.37) Non-gBRCAm, HRD-positiv OS 35.6 vs. 41.4 Monate (HR 1.29; 95 % CI 0.85–1.95)
NORA (NCT03705156)	PSROC, CR/PR 2 oder mehr platinbasierte Vortherapien	Niraparib 300 mg od FSD, oder 200 oder 300 mg od ISD (n = 177) vs. Placebo (n = 88)	Alle BICR- PFS 18.3 vs. 5.4 Monate (HR 0.32; 95 % CI 0.23–0.45; P < 0.0001) gBRCAm BICR- PFS NR vs. 5.5 Monate (HR 0.22; 95 % CI 0.12–0.39) Non-gBRCAm BICR- PFS 11.1 vs. 3.9 Monate (HR 0.40; 95 % CI 0.26–0.61) ISD BICR- PFS 18.3 vs. 5.4 Monate (HR 0.30; 95 % CI 0.21–0.43) OS: NR vs. NR (HR 0.64; 95 % CI 0.29–1.42; P = 0.0267)

Studie	Kollektiv	Behandlung	Ergebnis
Study 42 (NCT00494442)	gBRCAm fortgschrittenes OC messbarer Erkrankung 3 oder mehr Vortherapien	Olaparib Kapsel 400 mg bid (n = 137)	Alle ORR 34 % (95 % CI 26–42) PR 32 %; CR: 2 %; SD: 23 % Median DOR 7.9 (95 % CI 5.6–9.6) Monate Platin-sensitiv ORR 46 % (95 % CI 30–63) Median DOR 8.2 (95 % CI 5.6–13.5) Monate Platin-resistent ORR 30 % (95 % CI 20–41) Median DOR 8.0 (95 % CI 4.8–14.8) Monate Platin-refraktär ORR 14 % (95 % CI 2–43) Median DOR 6.4 (95 % CI 5.4–7.4) Monate
SOLO3 (NCT00628251)	PSROC, gBRCAm 2 oder mehr platinbasierte Vortherapien	Olaparib Tablette 300 mg bid (n = 178) vs. PLD, Paclitaxel, Gemcitabine oder Topotecan (n = 88)	BICR-ORR 72.2 % vs. 51.4 % (OR 2.53; 95 % CI 1.40–4.58; P = 0.002) PR: 62.9 % vs. 48.6 % CR: 9.3 % vs. 2.8 % SD: 16.6 % vs. 26.4 % BICR- PFS 13.4 vs. 9.2 Monate (HR 0.62; 95 % CI 0.43–0.91; P = 0.013) PFS 13.2 vs. 8.5 Monate (HR 0.49; 95 % CI 0.35–0.70; P < 0.001) OS 34.9 vs. 32.9 Monate (HR 1.07; 95 % CI 0.76?1.49; P = 0.714) PFS2 23.6 vs. 19.6 Monate (HR 0.80; 95 % CI 0.56?1.15; P = 0.229) 2 Linien Vortherapie Chemotherapie: median OS 37.9 vs. 28.8 Monate (HR 0.83; 95 % CI 0.51–1.38) 3 oder mehr Vortherapie Chemotherapie: median OS 29.9 vs. 39.4 Monate (HR 1.33; 95 % CI 0.84–2.18)

Studie	Kollektiv	Behandlung	Ergebnis
LIGHT (NCT02983799)	PSROC, ≥platinbasierte Vortherapie	Olaparib Tablette 300 mg bid (n = 270b)	gBRCAm: ORR 69.3 % (95 % CI 57.6–79.5) sBRCAm: ORR 64.0 % (95 % CI 42.5–82.0) HRD-positiv exkl. BRCAm: ORR 29.4 % (95 % CI 19.0–41.7) HRD-negativ: ORR 10.1 % (95 % CI 4.7–18.3) gBRCAm PFS 11.0 Monate (95 % CI 8.3–12.2) sBRCAm: PFS 10.8 Monate (95 % CI 7.3–NE) HRD-positiv exkl. BRCAm PFS 7.2 Monate (95 % CI 5.3–7.6) HRD-negativ PFS 5.4 Monate (95 % CI 3.7–5.6) 1 Vortherapie Chemotherapie gBRCAm: ORR 70.0 % sBRCAm: ORR 63.6 % HRD-positiv exkl. tBRCAm: ORR 29.0 % HRD-negativ: ORR 3.4 % 2 oder mehr Vortherapien Chemotherapie gBRCAm: ORR 68.6 % sBRCAm: ORR 64.3 % HRD-positiv exkl. BRCAm: ORR 29.7 % HRD-negativ: ORR 13.3 % 18- Monats OS-Rate Alle: 74.3 % (95 % CI 68.5–79.1) gBRCAm: 86.4 % (95 % CI 76.2–92.4) sBRCAm: 88.0 % (95 % CI 67.3–96.0) HRD-positiv exkl. BRCAm: 78.6 % (95 % CI 66.6–86.8) HRD-negativ: 59.6 % (95 % CI 48.6–68.9)
QUADRA (NCT02354586)	Relapsed OC, 3 oder mehr Vortherapien	Niraparib 300 mg od (n = 463)	HRD-positiv platinsensitiv ORR 28 % (95 % CI 15.6–42.6; P = 0.00053) PFS 5.5 Monate (95 % CI 3.5–8.2) OS 17.2 Monate (95 % CI 14.9–19.8)
Study 10 (NCT01482715)	Part 2A: PSROC, gBRCAm, 2 bis 4 Vortherapien	Part 2A: Rucaparib 600 mg bid (n = 42)	ORR 59.5 % (95 % CI 43.3–74.4) PR 50.0 %; CR: 9.5 %; SD: 28.6 %

Studie	Kollektiv	Behandlung	Ergebnis
ARIEL2 (NCT01891344)	Part 1: PSROC Part 2: Relapsed high-grade OC, 3-4 Vortherapien und CFI >6 Monate nach first-line Chemotherapie	Parts 1 und 2: Rucaparib 600 mg bid (n = 204 und 287)	**Teil 1** BRCAm: PFS 12.8 Monate (95 % CI 9.0–14.7) **Teil 2** BRCAm ORR 31.0 % (95 % CI 21.3–42.0) LOH hoch exkl. BRCAm ORR 6.8 % (95 % CI 2.3–15.3) LOH niedrig exkl.BRCAm ORR 5.6 % (95 % CI 2.1–11.8) BRCAm: PFS 7.3 Monate (95 % CI 6.2–9.0) LOH hoch exkl. BRCAm PFS 1.9 Monate (95 % CI 1.8–3.7) LOH niedrig exkl. BRCAm PFS 3.7 Monate (95 % CI 2.1–5.4) BRCAm OS 22.7 Monate (95 % CI 16.7–28.6) LOH hoch exkl. BRCAm OS 14.7 Monate (95 % CI 10.8–19.8) LOH niedrig exkl. BRCAm OS 13.3 Monate (95 % CI 9.1–16.0) **Teil 1 und 2 integriert** BRCAm ORR 45.7 % (95 % CI 37.2–54.3) LOH hoch exkl. BRCAm ORR 16.7 % (95 % CI 11.2–23.5) LOH niedrig exkl. BRCAm ORR 7.7 % (95 % CI 4.2–12.9) gBRCAm ORR 48.2 % (95 % CI 37.3–59.3) sBRCAm BRCAm PFS 7.8 Monate (95 % CI 7.3–9.2) LOH hoch exkl. BRCAm PFS 4.3 Monate (95 % CI 3.5–5.7) LOH niedrig exkl.BRCAm PFS 4.0 Monate (95 % CI 3.5–5.3)

Studie	Kollektiv	Behandlung	Ergebnis
Integrierte Analyse Study 10/ARIEL2	Advanced OC, gBRCAm oder sBRCAm, 2 oder mehr Vortherapien	Rucaparib 600 mg bid (n = 106f)	Alle ORR 53.8 % (95 % CI 43.8–63.5) PR: 45.3 %; CR: 8.5 %; SD: 34.0 % Alle PFS 10.0 Monate (95 % CI 7.3–12.5) Platin-sensitiv ORR 64.6 % (95 % CI 53.0–75.0) Platin-resistent ORR 35.0 % Platin-refraktär ORR 0 % Platin-sensitiv PFS 10.9 Monate (95 % CI 8.4–12.8)
ARIEL4 (NCT02855944)	Rezidiviertes HGOC, gBRCAm oder sBRCAm, 2 oder mehr Vortherapien	Rucaparib 600 mg bid (n = 233) vs. Chemotherapie (n = 116)	BRCAm:g PFS 7.4 vs. 5.7 Monate (HR 0.64; 95 % CI 0.49–0.84; P = 0.0010) ITT PFS 7.4 vs. 5.7 Monate (HR 0.67; 95 % CI 0.52–0.86; P = 0.0017) BRCA reverse mutation PFS 2.9 vs. 5.5 Monate (HR 2.77; 95 %CI 0.99–7.76) BRCAm:g ORR 40 % vs. 32 % (P = 0.13) ITT ORR 38 % vs. 30 % (P = 0.13) ITT OS 19.4 vs. 25.4 Monate (HR 1.31; 95 % CI 1.00–1.73; P = 0.0507) Platinsensitiv OS 29.4 vs. 27.6 Monate (HR 1.07; 95 % CI 0.71–1.62) Platinresistent OS 14.2 vs. 22.2 Monate (HR 1.51; 95 % CI 1.05–2.17)

Tab. 3.1: Studien zur Rezidivtherapie mit PARP-Inhibitoren.

Vergleich zu Placebo [3]. In der zweitbesten Prognosegruppe der BRCAwt/HRD-positiven Patientinnen konnte immerhin noch ein PFS-Vorteil von fast 6 Monaten gezeigt werden. In der letzten Gruppe der BRCAwt/HRD-negativen Patientinnen wurde auf Grund des Wirkmechanismus von PARP-Inhibitoren keine Effektivität erwartet. Erstaunlicherweise zeigte sich aber sogar hier ein Vorteil im PFS von immerhin 3 Monaten. Konsequenterweise erfolgte daraufhin die Zulassung von Niraparib für das Platin-sensitive Ovarialkarzinom, unabhängig von BRCA-Mutation oder HRD-Test im November 2017 [3]. Die Zulassung für Rucaparib, einen weiteren oralen PARP-Inhibitor, erfolgte zunächst als Monotherapie (ohne vorausgegangene Chemotherapie) im Mai 2018, basierend auf den Studienergebnissen einer gepoolten Analyse der "Studie 10" und der Studie ARIEL2. Darüber hinaus bestätigten die Ergebnisse der ARIEL3-Studie an 564 Patientinnen die Wirksamkeit [4]. Hier war die Zulassung für Rucaparib zunächst auf die BRCA mutierten Patientinnen limitiert.

In einer weiteren Studie zu Olaparib sollte eine andere Verabreichungsform (Tabletten anstatt Kapseln) untersucht werden. Die SOLO-2-Studie untersuchte an 295 Patientinnen die neue Darreichungsform von Tabletten (2x 300 mg) und konnte eine beeindruckende Effektivität mit einem PFS von 19,1 Monaten in der Olaparib- versus 5,5 Monaten in der Plazebogruppe nachweisen [5]. Die daraufhin ausgesprochene Erweiterung der Zulassung veränderte zwei grundlegende Punkte. Erstens wurde analog zur Niraparib-Zulassung auch für Olaparib eine Zulassung unabhängig vom BRCA- oder HRD-Status ausgesprochen. Dies war insofern erstaunlich, als die SOLO-2-Studie eigentlich nur Daten zu BRCA-mutierten Patientinnen geliefert hatte. Zweitens wurde die Voraussetzung zum Beginn einer Olaparib-Erhaltungstherapie nach Ende der Chemotherapie geändert. Zuvor musste die Patientin ein definiertes Ansprechen gezeigt haben (CA-125 halbiert oder bildgebendes Ansprechen), jetzt definierte der behandelnde Kliniker, ob die Patientin angesprochen hatte und eine Olaparib-Erhaltungstherapie eingeleitet werden konnte oder nicht. Im Februar 2019 wurde von der europäischen Zulassungsbehörde EMA dann auch die Zulassung für Rucaparib auf alle Patientinnen (unabhängig vom BRCA-Status) in der Erhaltungstherapie nach Chemovortherapie auf Basis der ARIEL3-Daten erweitert.

Eine große Zäsur zeigte sich im Jahr 2022 bezüglich der dritten und letzten Substanz aus der Familie der PARP-Inhibitoren, die beim Ovarialkarzinom-Rezidiv eingesetzt wurden, dem Rucaparib. Im Juni 2022 zog die Herstellerfirma von Rucaparib (Clovis) die amerikanische Marktzulassung von Rucaparib für BRCA-positive Patientinnen im Rezidiv im Rahmen der Monotherapie zurück. Im Juli 2022 entschied dann auch die Europäische Zulassungsbehörde (European Medicines Agency, EMA), dass Rucaparib nicht mehr in dieser Indikation eingesetzt werden sollte. Diese Entscheidung fußte auf einer Auswertung von Daten der ARIEL4-Studie, welche ein geringeres Gesamtüberleben im Rucaparib-Arm zeigte im Vergleich zum Chemotherapie-Standardarm (19,4 versus 25,4 Monate) [6].

Zwischenzeitlich verblieben für das Ovarialkarzinom-Rezidiv also zwei Standard-Erhaltungstherapien: Olaparib und Niraparib. Im März 2024 hat nun eine neue Herstellerfirma das Patent übernommen, so dass aktuell wieder alle drei PARPi inklusive dem Rucaparib zur Erhaltungstherapie in der Primärsituation und im platinsensiblen Rezidiv zur Verfügung stehen. Für das Konzept der Monotherapie ist aufgrund der negativen Daten der ARIEL4-Studie die Empfehlung für Rucaparib weiterhin zurückgezogen. Auch die initiale FDA-Zulassung der Monotherapie für die anderen zwei PARPi Niraparib und Olaparib ist weiterhin zurückgenommen.

Voraussetzungen für den Einsatz der PARPi-Erhaltungstherapie sind somit:

- Spätes (ehemals: Platin-sensitives) Rezidiv
- Einsatz einer Platin-basierten Chemotherapie
- Ansprechen auf diese Chemotherapie (definiert vom Kliniker)
- Epitheliale Histologie und high-grade Karzinom

Da natürlich zum heutigen Stand viele Patientinnen auf Grund der sehr überzeugenden Studien zu PARP-Inhibitoren in der ersten Linie (SOLO-1, PAOLA, PRIMA) bereits einen PARP-Inhibitor erhalten haben, wenn sie in der Rezidivsituation ankommen, stellt sich die Frage der Sinnhaftigkeit einer PARP-Inhibitor-Re-Challenge.

Lange Zeit lagen hierzu keine Daten vor. Ganz ähnlich stellte sich die Situation ja bei Bevacizumab dar. Auch dieses erhalten und erhielten fast alle Patientinnen in der ersten Therapielinie. Hier lagen mit der MITO/MaNGO-Studie OV2B-ENGOT OV17 Daten vor, die eine Effektivität einer Re-Challenge belegten [7]. Der Zulassungstext von Bevacizumab erwähnte eine Re-Challenge aber explizit als Off-Label und eine Zulassungserweiterung wurde von der Herstellerfirma Roche nie beantragt. Im Gegensatz zur Situation bei Bevacizumab schloss der Zulassungstext der PARP-Inhibitoren eine Re-Challenge nie explizit aus. Daten, ob diese Re-Challenge effektiv ist, lagen aber lange Zeit nicht vor. Dies führte zu der Situation, dass deutschlandweit bei Patientinnen, die lange Zeit von einem PARP-Inhibitor profitiert hatten, eine Zeit lang durchaus häufiger eine Re-Challenge mit einem weiteren PARP-Inhibitor in einer späteren Therapielinie durchgeführt wurden.

Im weiteren Verlauf wurden dann die Daten der OREO-Studie veröffentlicht, die eine Re-Challenge mit Olaparib untersuchten [8]. In dieser Studie wurden 146 Platin-sensitive Patientinnen nach Ansprechen auf eine Platin-haltige Chemotherapie in zwei Arme randomisiert. Im Verum-Arm erhielten die Patientinnen eine PARP-Inhibitor-Erhaltungstherapie mit Olaparib, die restlichen Patientinnen eine Erhaltungstherapie mit Placebo. Die Patientinnen im Verum-Arm zeigten eine signifikante Verbesserung des PFS, welche mit 4,3 Monaten versus 2,9 Monaten im Placebo-Arm aber deutlich geringer ausfiel als von der wissenschaftlichen Community angenommen. Diese eher enttäuschenden Ergebnisse führten nach initial großer Euphorie gegenüber einer Re-Challenge im Verlauf eher dazu, dass eine zweite Linie PARP-Inhibitor-Erhaltungstherapie zur heutigen Zeit deutlich seltener und nur noch bei ausgesuchten Patientinnen eingesetzt wird.

Sehr viel versprach man sich auch von der Kombinationstherapie von PARP-Inhibitoren mit Checkpointinhibitoren. Hier zeigen sich viele theoretische Synergien durch die Störung der DNS-Reparatur und die damit verbundene Erhöhung der Mutationslast, durch welche erhöhte Immunogenität des Tumors ausgelöst wird. In der Rezidivsituation beim Ovarialkarzinom wurden mehrere Studien durchgeführt, die diese Kombination überprüfen. Auf dem ASCO 2024 wurden die Ergebnisse der AGO 2.29-Studie vorgestellt, welche Placebo-kontrolliert den Einsatz des anti-PD-L1-Checkpoint-Inhibitors Atezolizumab in Kombination mit Chemotherapie und Bevacizumab beim Platin-sensitiven Ovarialkarzinom-Rezidiv untersuchte [9]. Hier konnte die Hinzunahme von Atezolizumab keine Steigerung des PFS im Vergleich zur Kontrollgruppe mit Chemotherapie plus Bevacizumab erreichen (6,4 Monate im Verum-Arm im Vergleich zu 6,7 Monaten im Placebo-Arm) [9].

Die bisher aussichtsreichste Studie zum Einsatz einer Kombination aus PARP-Inhibitoren und Checkpointinhibitoren bleibt die MEDIOLA-Studie [10]. Hier wurde beim Platin-sensitiven Ovarialkarzinom-Rezidiv in einer Multi-Kohorten-Studie eine Chemotherapie-freie Kombination aus Checkpoint-Inhibitor (Durvalumab) und PARP-Inhibitor (Olaparib) in einem BRCA-mutierten Kollektiv untersucht. Patientinnen in einer Kohorte ohne BRCA-Mutation erhielten eine Chemotherapie-freie Dreifachkombination aus Durvalumab, Olaparib und Bevacizumab. Die hier berichteten Effektivitätsdaten waren sehr vielversprechend. Es zeigten sich Ansprechraten von 92 % in der Kohorte mit BRCA-Keimbahnmutation und 74,2 % in der Nicht-BRCA-mutierten Kohorte.

3.3. Kurzer Ausblick

Durch die überzeugenden Daten zu PARP-Inhibitoren in der ersten Linie werden mindestens die BRCA-mutierten und HRD-positiven Patientinnen heutzutage bereits in der ersten Linie mit einem PARP-Inhibitor behandelt. Dies entspricht circa 50 % der Patientinnen. Die restlichen 50 % (BRCAwt und HRDneg) erhalten entweder Bevacizumab oder mit Niraparib ebenfalls einen PARP-Inhibitor. Durch die wenig überzeugenden Daten der OREO-Studie verlor die Re-Challenge mit PARP-Inhibitoren an Bedeutung, so dass PARP-Inhibitoren im Rezidiv heute deutlich weniger eingesetzt werden als noch vor einigen Jahren. Um diese Situation zu ändern, müssten Studienergebnisse vorliegen, die eine PARP-Re-Challenge mit einer weiteren spannenden Substanzklasse kombinieren. Hier könnten die Checkpoint-Inhibitoren ein Ausblick für die Zukunft sein, ein noch spannenderes Feld eröffnet sich aber mit der sehr interessanten Substanzklasse der Antikörper-Wirkstoffkonjugate (ADCs). Hier liegen aktuell noch keine Daten zur Kombination mit PARP-Inhibitoren vor, dies wird aber mit Sicherheit in naher Zukunft untersucht werden und bietet einen spannenden Ausblick.

Literatur

1. Aghajanian C, Goff B, Nycum LR, Wang YV, Husain A, Blank SV. Final overall survival and safety analysis of OCEANS, a phase 3 trial of chemotherapy with or without bevacizumab in patients with platinum-sensitive recurrent ovarian cancer. Gynecol Oncol. 2015 Oct; 139(1):10-16.

2. Ledermann JA, Harter P, Gourley C, Friedlander M, Vergote I, Rustin G, Scott C, Meier W, Shapira-Frommer R, Safra T, Matei D, Fielding A, Spencer S, Rowe P, Lowe E, Hodgson D, Sovak MA, MatulonisU.Overall survival in patients with platinum-sensitive recurrent serous ovariancancer receiving olaparib maintenance monotherapy: an updated analysis from a randomised, placebo-controlled, double-blind, phase 2 trial. Lancet Oncol. 2016 Nov;17(11):1579-1589.

3. Mirza MR, Monk BJ, Herrstedt J, Oza AM, Mahner S, Redondo A, Fabbro M, Ledermann JA, Lorusso D, Vergote I, Ben-Baruch NE, Marth C, Madry R, Christensen RD, Berek JS, Dørum A, Tinker AV, du Bois A, González-Martín A, Follana P, Benigno B, Rosenberg P, Gilbert L, Rimel BJ, Buscema J, Balser JP, Agarwal S, Matulonis UA. Niraparib Maintenance Therapy in Platinum-Sensitive, Recurrent Ovarian Cancer. ENGOT-OV16/ NOVA Investigators. N Engl J Med. 2016 Dec 1;375(22): 2154-2164.

4. Coleman RL, Oza AM, Lorusso D, Aghajanian C, Oaknin A, Dean A, Colombo N, Weberpals JI, Clamp A, Scambia G, Leary A, Holloway RW, Gancedo MA, Fong PC, Goh JC, O'Malley DM, Armstrong DK, Garcia-Donas J, Swisher EM, Floquet A, Konecny GE, McNeish IA, Scott CL, Cameron T, Maloney L, Isaacson J, Goble S, Grace C, Harding TC, Raponi M, Sun J, Lin KK, Giordano H, Ledermann JA; ARIEL3 investigators. Rucaparib maintenance treatment for recurrent ovarian carcinoma after response to platinum therapy (ARIEL3): a randomised, double-blind, placebo-controlled, phase 3 trial. Lancet. 2017 Oct 28;390(10106):1949-1961. Erratum in: Lancet. 2017 Oct 28;390(10106):1948.

5. Pujade-Lauraine E, Ledermann JA, Selle F, Gebski V, Penson RT, Oza AM, Korach J, Huzarski T, Poveda A, Pignata S, Friedlander M, Colombo N, Harter P, Fujiwara K, Ray-Coquard I, Banerjee S, Liu J, Lowe ES, Bloomfield R, Pautier P; SOLO2/ENGOT-Ov21 investigators. Olaparib tablets as maintenance therapy in patients with platinum-sensitive, relapsed ovarian cancer and a BRCA1/2 mutation (SOLO2/ENGOT-Ov21): a double-blind, randomised, placebo-controlled, phase 3 trial. Lancet Oncol. 2017 Sep;18(9):1274-1284. Erratum in: Lancet Oncol. 2017 Sep;18(9):e510.

6. Oza A, Lisyanskaya AS, Fedenko AS, de Melo AC, Shparik Y, Bondarenko I, Colombo N, Lorusso D, Cibula D, Póka RL, Oaknin A, Safra T, Mackowiak-Matejczyk B, Ma L, Thomas D, Lin KK, McLachlan K, Goble S, Kristeleit R. Overall survival results from ARIEL4: A phase III study assessing rucaparib vs chemotherapy in patients with advanced, relapsed ovarian carcinoma and a deleterious BRCA1/2 mutation. Annals of Oncology (2022) 33 (suppl_7): S780.

7. Pignata S, Lorusso D, Joly D, Gallo C, Colombo N, Sessa C, Bamias A, Pisano C, Selle F, Zaccarelli E, Scambia G, Pautier P, Nicoletto MO, De Giorgi U, Dubot C, Bologna A, Orditura M, Ray-Coquard IL, Perrone F, Daniele G. Chemotherapy plus or minus bevacizumab for platinum-sensitive ovarian cancer patients recurring after a bevacizumab containing first line treatment: The randomized phase 3 trial MITO16B-MaNGO OV2B-ENGOT OV17. J Clin Oncol 36, 2018 (suppl; abstr 5506).

8. Pujade-Lauraine E, Selle F, Scambia G, Asselain B, Marmé F, Lindemann K, Colombo N, Madry R, Glasspool R, Vergote I, Korach J, Lheureux S, Dubot C, Oaknin A, Zamagni C, Heitz F, Gladieff L, Rubio-Pérez MJ, Scollo P, Blakeley C, Shaw B, Ray-Coquard I, Redondo A; OReO/ENGOT-ov38 investigators. Maintenance olaparibrechallenge in patients with platinum-sensitive relapsed ovarian cancer previously treated with a PARP inhibitor (OReO/ENGOT-ov38): a phase IIIb trial. Ann Oncol. 2023 Dec;34(12):1152-1164.

9. Marmé F, Harter P, Redondo A, et al. Atezolizumab versus placebo in combination with bevacizumab and non-platinum-based chemotherapy in recurrent ovarian cancer: final overall and progression-free survival results from the AGO-OVAR 2.29/ENGOT-ov34 study. J Clin Oncol. 2024;42 (suppl 17):LBA5501.

10. Drew Y, Kim JW, Penson RT, O'Malley DM, Parkinson C, Roxburgh P, Plummer R, Im SA, Imbimbo M, Ferguson M, Rosengarten O, Steeghs N, Kim MH, Gal-Yam E, Tsoref D, Kim JH, You B, De Jonge M, Lalisang R, Gort E, Bastian S, Meyer K, Feeney L, Baker N, Ah-See ML, Domchek SM, Banerjee S; MEDIOLA Investigators. Olaparib plus Durvalumab, with or without Bevacizumab, as Treatment in PARP Inhibitor-Naïve Platinum-Sensitive Relapsed Ovarian Cancer: A Phase II Multi-Cohort Study. Clin Cancer Res. 2024 Jan 5;30(1):50-62.

PARP-Inhibitoren beim Mamma-karzinom und anderen Entitäten

4. PARP-Inhibitoren beim Mammakarzinom und anderen Entitäten

Ca. 5 % aller Mammakarzinompatientinnen sind gleichzeitig *BRCA1*- oder *BRCA2*-Mutationsträgerinnen. Die Tumorsuppressorgene kodieren Proteine, welche eine Schlüsselrolle bei der homologen Rekombination, einem Reparaturmechanismus der DNA, spielen. Eine Mutation in einem der beiden Gene begünstigt das unkontrollierte Zellwachstum und erhöht das Risiko einer malignen Entartung. Die PARP-Inhibitoren blockieren gezielt die Funktion des Reparaturenzyms Poly-(ADP-ribose)-Polymerase und verhindern damit Strangbruchreparatur.

Mittlerweile sind die PARP-Inhibitoren in der Therapie des frühen und metastasierten Mammakarzinoms fest etabliert. Zwei Vertreter der Substanzklasse stehen hierbei zur Verfügung: Olaparib und Talazoparib. Anders als beim Ovarialkarzinom können ausschließlich Patientinnen mit einer BRCA-Keimbahnmutation im Rahmen der Zulassung behandelt werden. Der alleinige Nachweis einer somatischen Mutation stellt keine Indikation zur Therapie dar. Im Folgenden wird die aktuelle Evidenz der PARP-Inhibition beim Mammakarzinom diskutiert.

4.1. Metastasiertes Mammakarzinom

Der erste PARP-Inhibitor, Olaparib, wurde 2019 zur Behandlung des metastasierten HER2-negativen Mammakarzinoms mit *BRCA1*- oder *BRCA2*-Keimbahnmutation zugelassen. Die Grundlage der Zulassung war die **OlympiAD-Studie** [1, 2]. OlympiAD war eine prospektive, multinationale, open-label, randomisierte Phase-III-Studie. Insgesamt wurden 302 PatientInnen, darunter 7 Männer, 1:1 randomisiert. Sie erhielten entweder Olaparib (300 mg 2 × täglich) oder eine Monochemotherapie mit einer der folgenden Substanzen: Capecitabin, Eribulin oder Vinorelbin. Eingeschlossen wurden PatientInnen mit HER2-negativem Mammakarzinom (triple-negativ = TNBC oder Hormonrezeptor-positiv HER2-negativ = HR+ HER2–) und pathogener oder wahrscheinlich pathogener *BRCA1*- oder *BRCA2*-Keimbahnmutation. Alle PatientInnen erhielten vor der Studienteilnahme max. zwei Chemotherapielinien im metastasierten Setting und waren bereits mit einem Taxan und Anthrazyklin vorbehandelt. Patientinnen mit HR+ HER2-Erkrankung erhielten bereits mindestens eine endokrine Therapielinie.

Der primäre Endpunkt war das progressionsfreie Überleben (PFS). Nach einer medianen Follow-up-Dauer von 14 Monaten war das PFS im Olaparib-Arm signifikant länger als in der Chemotherapie-Gruppe (7,0 vs. 4,2 Monate, Hazard Ratio [HR] 0,58; p<0,001). So waren nach 12 Monaten Therapie 25,9 % der Patientinnen im Olaparib-Arm am Leben und progressionsfrei, verglichen mit 15,0 % im Chemotherapie-Arm. Auch hinsichtlich der Lebensqualität profitierten die Patientinnen deutlich von Olaparib. Mittlerweile liegen die Ergebnisse zum Gesamtüberleben (OS) vor [1]. Es wurden keine signifikanten Unterschiede im medianen OS zwischen den beiden Gruppen beobachtet (19,3 Monate unter Olaparib vs. 17,1 unter Chemotherapie, HR 0,90; p=0,513). Allerdings haben Patientinnen, die keine Chemotherapie im metastasierten Setting vor dem Studieneinschluss erhielten (First-line-Setting), von Olaparib stärker profitiert (HR 0,51), so dass die Substanz nach Möglichkeit frühzeitig in der Therapiesequenz zum Einsatz kommen sollte.

Die Wirksamkeit der zweiten Substanz, Talazoparib, wurde in der Phase-III-**EMBRACA-Studie** untersucht [3, 4]. Das Studiendesign und die untersuchte Population waren ähnlich zur OlympiAD-Studie, wobei maximal 3 zytotoxische Therapielinien im fortgeschrittenen Stadium erlaubt waren. Im Mono-Chemotherapie-Arm konnte eine von vier Substanzen eingesetzt werden (Capecitabin, Eribulin, Gemcitabin oder Vinorelbin). Talazoparib wurde einmal täglich in der Dosis von 1 mg eingenommen. Randomisiert wurden insgesamt 431 PatientInnen, darunter 7 Männer. Auch die EMBRACA-Studie erreichte ihren primären Endpunkt. Das mediane PFS war im Talazoparib-Arm mit 8,6 Monaten signifikant länger als im Chemotherapie-Arm (5,6 Monate, HR 0,54; p<0,0001). Nach 12 Monaten waren 37 % der Patientinnen im Talazoparib-Arm progressionsfrei und am Leben, verglichen mit 20 % im Chemotherapie-Arm. Die Lebensqualität war ebenfalls signifikant besser unter Talazoparib. Es wurde kein signifikanter OS-Benefit beobachtet (19,3 vs. 19,5 Monate, HR 0,848). Möglicherweise wurde dieses Ergebnis durch einen hohen Anteil (37 %) an Patientinnen, die nach der Beendigung der Studie einen PARP-Inhibitor erhielten, beeinflusst.

Beim **triple-negativen Mammakarzinom empfiehlt** die AGO-Kommission Mamma die Bestimmung des *BRCA1/2*-Keimbahnmutationsstatus spätestens bei Erstdiagnose der Fernmetastasierung (☞ Abb. 4.1). Bei Mutationsnachweis soll ein PARP-Inhibitor bevorzugt eingesetzt werden, wobei die Zulassungskriterien beachtet werden müssen. Während Olaparib nach einer Vortherapie mit Antrazyklin **und** Taxan eingesetzt wird, kann Talazoparib nach Antrazyklin **oder** Taxan verabreicht werden. Eine Ausnahme stellen Patientinnen dar, die eine Kontraindikation gegen diese Substanzen aufweisen. Dies sollsorgfältig im Tumorkonferenzprotokoll dokumentiert werden. Bei Patientinnen, die eine (neo)adjuvante Chemotherapie erhielten, kann die PARP-Inhibition bereits im Rahmen der First-line-Therapie zum Einsatz kommen. Ein weiterer Unterschied zwischen den beiden Substanzen liegt in der Dosierung. Während Olaparib zweimal täglich (jeweils zwei Tabletten) verabreicht wird, besteht die Talazoparib-Therapie aus einer Tablette pro Tag.

In der Behandlung des **Hormonrezeptor-positiven, HER2-negativen metastasierten Mammakarzinoms** wird die PARP-Inhibition bevorzugt ab der Second-line eingesetzt (☞ Abb. 4.2). Auch hier gilt: nur die Keimbahnmutation stellt die Grundlage der Indikation dar.

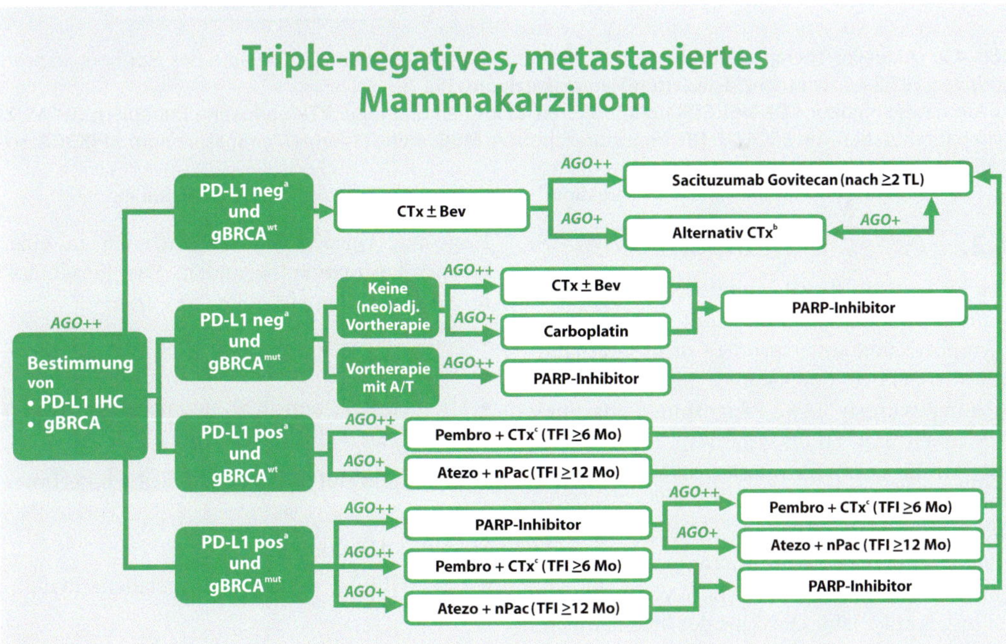

Abb. 4.1: Aktueller Therapiealgorithmus der AGO Kommission Mamma zur Therapie des triple-negativen metastasierten Mammakarzinoms [5].

A: Anthrazyklin; **Atezo**: Atezolizumab; **Bev**: Bevacizumab; **CTx**: Chemotherapie; **gBRCA**: *BRCA*-Keimbahnstatus; **IHC**: Immunhistochemie; **Mo**: Monate; **mut**: mutiert; **neg**: negativ; **nPac**: nab-Paclitaxel; **Pembro**: Pembrolizumab; **PD-L1**: programmed cell death ligand 1; **pos**: positiv; **T**: Taxan: **TFI**: Therapie-freies Intervall; **wt**: wild type; **TL**: Therapielinie.

[a] Pembro: CPS <10 (neg) oder CPS ≥10 (pos); Atezo: IC <1 % (neg), IC ≥1 % (pos); [b] Einsatz bisher nicht genutzter Substanzen oder Regime; [c] nPac, Pac oder Carboplatin + Gemcitabin.

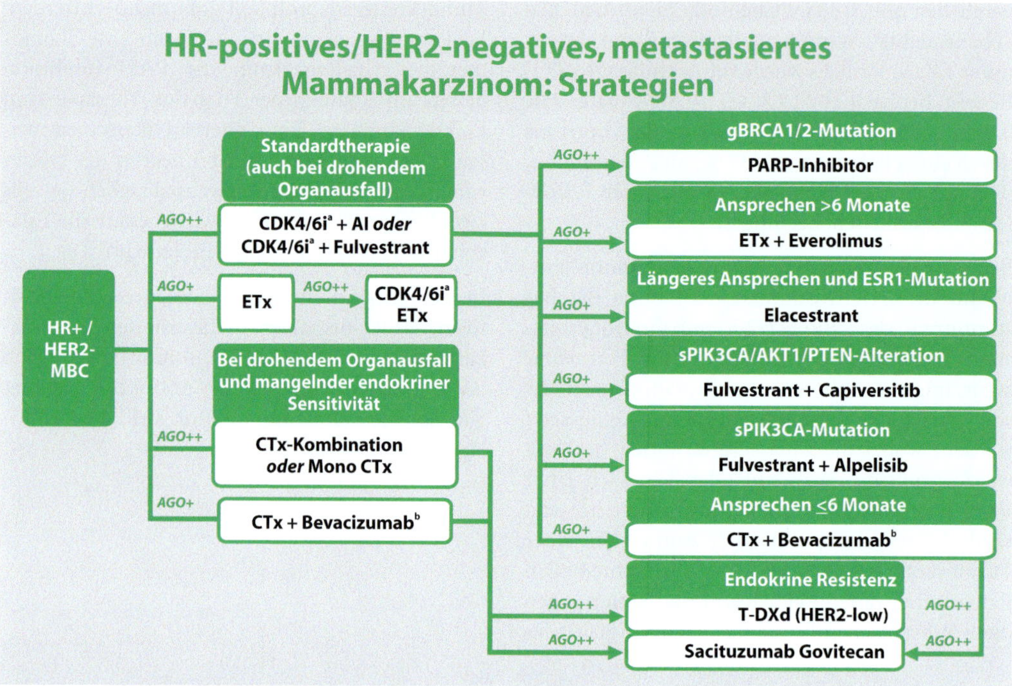

Abb. 4.2: Aktueller Therapiealgorithmus der AGO Kommission Mamma zur Therapie des Hormonrezeptor-positiven, HER2-negativen metastasierten Mammakarzinoms [5].
AI: Aromataseinhibitor; **CDK4/6i**: CDK4/6-Inhibitoren; **CTx**: Chemotherapie; **ETx**: endokrine Therapie; **gBRCA1/2**: Keimbahnmutation von *BRCA1/2*; **HR**: Hormonrezeptoren; **MBC**: metastasiertes Mammakarzinom; **sPIK3CA**: somatische PIK3CA-Mutation.
[a] in Prämenopause zusätzlich ovarielle Suppression; [b] Bevacizumab + Paclitaxel oder + Capecitabin.

4.2. Frühes Mammakarzinom

Der Einsatz von PARP-Inhibitoren beim frühen Mammakarzinom wurde im Rahmen der OlympiA-Studie untersucht. In diese internationale prospektive, doppelblinde Phase-III-Untersuchung wurden 1836 PatientInnen, darunter 6 Männer, mit HER2-negativem (TNBC oder HR+ HER2–) nicht metastasiertem Mammakarzinom und einer nachgewiesener *BRCA1*- und/oder *BRCA2*-Keimbahnmutation eingeschlossen. Es erfolgte eine 1:1-Randomisierung zur Therapie mit Olaparib (300 mg 2 × täglich) versus Placebo für insgesamt 1 Jahr. Die Gabe des Medikamentes erfolgte im adjuvanten bzw. post-neoadjuvanten Setting: alle TeilnehmerInnen erhielten zuvor eine Anthrazyklin- und/oder Taxan-haltige Chemotherapie, die Gabe von Platin war in der Studie ebenfalls zugelassen.

Insgesamt wurden hier PatientInnen in einer Hochrisikosituation behandelt. Die Einschlusskriterien nach der Neoadjuvanz waren:

- TNBC: non-pCR, definiert als invasiver Tumorrest
- HR+ HER2–: non-pCR, definiert als invasiver Tumorrest und CPS-EG Score ≥3

Für die adjuvant behandelten TeilnehmerInnen galt:

- TNBC: pT2 und/oder pN+
- HR+ HER2–: mindestens 4 befallene Lymphknoten

Als primärer Endpunkt der Studie wurde das invasive krankheitsfreie Überleben (iDFS) definiert. Das Fernmetastasen-freie Überleben, das Gesamtüberleben und das Sicherheitsprofil stellten die sekundären Endpunkte der Studie dar. Die ersten Ergebnisse der Studie wurden 2021 publiziert. Nach einer medianen Follow-up-Dauer von 2,5 Jahren wurde das primäre Endpunkt erreicht. Das

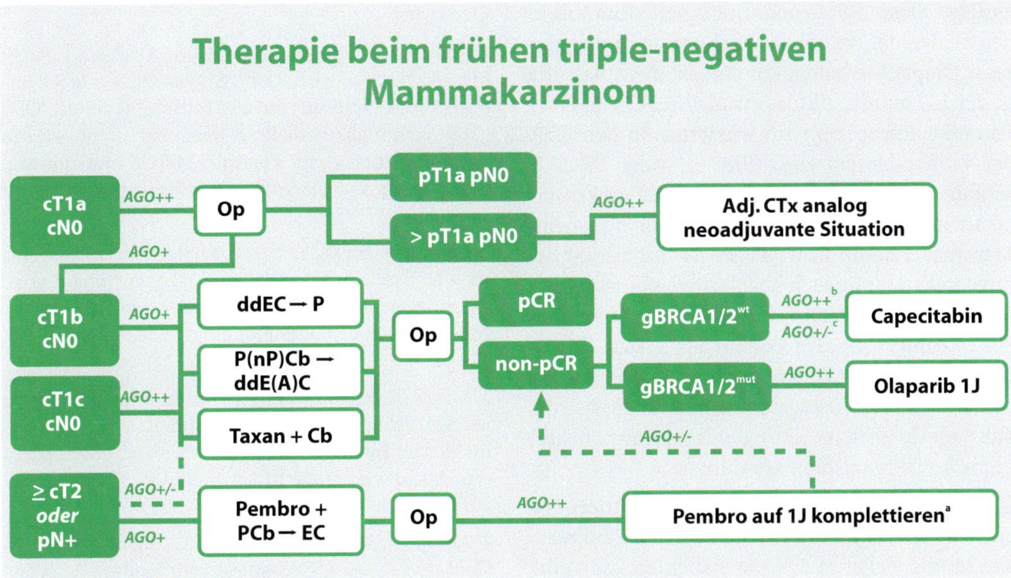

Abb. 4.3: Aktueller Therapiealgorithmus der AGO Kommission Mamma zur Therapie des triple-negativen nicht metastasierten Mammakarzinoms [5].
A: Doxorubicin; **C**: Cyclophosphamid; **Cb**: Carboplatin; **CTx**: Chemotherapie; **dd**: dosisdicht (alle 2 Wochen); **E**: Epirubicin; **J**: Jahr; **mut**: mutiert; **nP**: nab-Paclitaxel; **Op**: Operation; **Pembro**: Pembrolizumab; **P**: Paclitaxel; **wt**: wild type.
[a] sofern Pembro neoadjuvant begonnen wurde.

iDFS im Olaparib-Arm lag nach 3 Jahren bei 85,9 % verglichen mit 77,1 % im Placebo-Arm (HR 0,58; 99,5%-Konfidenzintervall: 0,41-0,82; p<0,001). Der Vorteil wurde in allen Subgruppen beobachtet. Das 3-Jahres-Fernmetastasen-freie Überleben lag im Olaparib-Arm bei 87,5 % versus 80,4 % im Placebo-Arm (HR 0,57; 99,5%-CI: 0,39-0,83; p<0,001) [6]. In der kürzlich publizierten, aktuellen Auswertung der Studie zeigte sich auch ein Gesamtüberlebensvorteil in der Olaparib-Gruppe: 4-Jahres-Gesamtüberleben 89,8 % vs. 86,4 % (HR 0,68; 0,47-0,97; p=0,009). Der Überlebensvorteil wurde unabhängig von der Art der Mutation (*BRCA1* vs. *BRCA2*), dem Hormonrezeptorstatus, dem Platin-Einsatz und dem Therapie-Setting (post-neoadjuvant vs. adjuvant) beobachtet. Die Unterschiede im iDFS und im Fernmetastasen-freien Überleben waren nach 4 Jahren Beobachtungszeit weiterhin signifikant: 82,7 % vs. 75,4 % (HR 0,63; 95%-CI 0,50-0,78) für iDFS und 86,5 % vs. 79,1 % (HR 0,61; 95%-CI 0,48-0,77) für Fernmetastasen-freies Überleben [7].

Im August 2022 wurde Olaparib in der Europäischen Union als Monotherapie oder in Kombination mit einer endokrinen Therapie zur adjuvanten Behandlung von Patientinnen mit *BRACA1/2*-Keimbahnmutation zugelassen, die an einem HER2– Mammakarzinom erkrankten und ein hohes Rezidivrisiko aufweisen. Die Abb. 4.3 zeigt den aktuell empfohlenen Therapiealgorithmus der AGO Kommission Mamma bei frühem TNBC mit der Option einer einjährigen Olaparib-Therapie in der (Post-neo)Adjuvanz. Diese neue Therapieoption steht auch den *BRCA1/2*-positiven Patientinnen mit HR+ HER2– Mammakarzinom und hohem Rezidivrisiko entsprechend der Einschlusskriterien der Olympia-Studie zur Verfügung [5].

4.3. Andere Entitäten

Ca. 20 % aller Prostatakarzinome weisen Mutationen in den Genen *BRCA1*, *BRCA2* oder *ATM* auf [8]. 2020 wurden zwei PARP-Inhibitoren, Olaparib und Rucaparib, zur Behandlung des **metastasierten Prostatakarzinoms** durch die FDA zugelassen. Olaparib ist mittlerweile auch in der Europäischen Union für diese Indikation zugelassen, allerdings unterscheiden sich die als Indikationsgrundlage definierten Mutationen. Während in den Vereinigten Staaten Patienten mit einer Mutation in den Genen der homologen Rekombinationsreparatur Olaparib erhalten können, ist die Zulassung in der EU auf die *BRCA1*- und *BRCA2*-Gene beschränkt. Rucaparib wird wiederum in den USA bei Vorhandensein einer *BRCA1*- oder *BRCA2*-Mutation eingesetzt und ist in der EU beim Prostatakarzinom gar nicht zugelassen. Anders als beim Mammakarzinom kann die PARP-Inhibition bei Prostatakarzinom auch bei Nachweis einer somatischen Mutation eingesetzt werden. Im Dezember 2022 wurde Olaparib zudem als erster PARP-Inhibitor auch für Patienten ohne Nachweis einer Mutation in der EU zugelassen, allerdings wird die Substanz in diesem Setting mit Abirateron und Prednison/Prednisolon kombiniert.

Gut etabliert ist die PARP-Inhibition mittlerweile auch in der Therapie des **metastasierten Pankreaskarzinoms.** Bei etwa 8 % der Patienten kann eine Mutation im *BRCA1*- oder *BRCA2*-Gen nachgewiesen werden. 2020 wurde Olaparib als Mono-Erhaltungstherapie von Patienten mit Keimbahn-*BRCA1/2*-Mutation in der EU zugelassen. Die Voraussetzung ist ein Ansprechen auf die Platinhaltige Chemotherapie.

Zusammenfassung

Die PARP-Inhibition wird als Standard in der Therapie von mehreren onkologischen Entitäten eingesetzt, wobei das HER2-negative Mammakarzinom die häufigste Indikation darstellt. Die Voraussetzung ist hierbei der Nachweis einer *BRCA1/2*-Keimbahnmutation (nicht somatisch!). Während Olaparib sowohl im frühen als auch metastasierten Setting zum Einsatz kommt, ist Talazoparib nur beim metastasierten Mammakarzinom zugelassen. Um diese effektive und gut verträgliche Behandlungsoption zu ermöglichen, soll frühzeitig an die genetische Testung gedacht werden. Sind die Einschlusskriterien des Deutschen Konsortiums Familiärer Brust- und Eierstockkrebs erfüllt, soll die Patientin möglichst an einem Konsortialzentrum zur Beratung und Paneltestung (derzeit 13 Kerngene) vorgestellt werden. Andernfalls kann die Testung von *BRCA1*- und *BRCA2*-Mutation mit der Zielsetzung der Indikationsstellung für eine PARP-Inhibitor-Therapie als diagnostische genetische Untersuchung nach dem Gendiagnostikgesetz (GenDG) von jedem approbierten Arzt veranlasst werden [9].

Literatur

1. Robson ME, Tung N, Conte P, Im SA, Senkus E, Xu B, Masuda N, Delaloge S, Li W, Armstrong A et al. OlympiAD final overall survival and tolerability results: Olaparib versus chemotherapy treatment of physician's choice in patients with a germline BRCA mutation and HER2-negative metastatic breast cancer. Ann Oncol 2019; 30(4):558-566.

2. Robson M, Im SA, Senkus E, Xu B, Domchek SM, Masuda N, Delaloge S, Li W, Tung N, Armstrong A et al. Olaparib for metastatic breast cancer in patients with a germline BRCA mutation. N Engl J Med 2017; 377(6): 523-533.

3. Litton JK, Rugo HS, Ettl J, Hurvitz SA, Goncalves A, Lee KH, Fehrenbacher L, Yerushalmi R, Mina LA, Martin M et al. Talazoparib in patients with advanced breast cancer and a germline BRCA mutation. N Engl J Med 2018; 379(8):753-763.

4. Litton JK, Hurvitz SA, Mina LA, Rugo HS, Lee KH, Gonçalves A, Diab S, Woodward N, Goodwin A, Yerushalmi R et al. Talazoparib versus chemotherapy in patients with germline BRCA1/2-mutated HER2-negative advanced breast cancer: final overall survival results from the EMBRACA trial. Annals of Oncology 2020; 31(11):1526-1535.

5. Recommendations of the AGO Breast Committee: Diagnosis and treatment of patients with early and advanced Breast Cancer, www.ago-online.de. 2024.

6. Tutt ANJ, Garber JE, Geyer CE, Jr. Adjuvant olaparib in BRCA-mutated breast cancer. Reply. N Engl J Med 2021; 385(15):1440.

7. Geyer CE, Jr., Garber JE, Gelber RD, Yothers G, Taboada M, Ross L, Rastogi P, Cui K, Arahmani A, Aktan G et al. Overall survival in the OlympiA phase III trial of adjuvant olaparib in patients with germline pathogenic variants in BRCA1/2 and high-risk, early breast cancer. Ann Oncol 2022; 33(12):1250-1268.

8. Mandelker D, Zhang L, Kemel Y, Stadler ZK, Joseph V, Zehir A, Pradhan N, Arnold A, Walsh MF, Li Y et al. Mutation detection in patients with advanced cancer by universal sequencing of cancer-related genes in tumor and normal DNA vs guideline-based germline testing. JAMA 2017; 318(9):825.

9. Gesetz über genetische Untersuchungen bei Menschen (Gendiagnostikgesetz – GenDG). Bundesgesetzblatt 50 (2009) 2529–2538, zuletzt geändert durch Art. 2 Abs. 1 G v. 4.11.2016 Bundesgesetzblatt. 2460.

Nebenwirkungsmanagement und Lebensqualität

5. Nebenwirkungsmanagement und Lebensqualität

Im Unterschied zu vielen anderen in der Onkologie verwendeten antineoplastischen Substanzen zielt die PARP-Inhibition (PARPi) nicht auf eine Stärke von Tumorzellen, wie beispielsweise antiangiogene Substanzen auf vermehrte VEGF-Expression und Neo-Angiogenese, die Immun-Checkpoint-Blockade auf die effiziente Immunmaskerade von Tumoren oder die klassische Chemotherapie auf die ungezügelte Zellteilung von Tumorzellen in all ihren Facetten. Unglücklicherweise finden sich viele dieser Eigenschaften auch in gesunden Körperzellen, und die medikamentöse Attacke ist somit oft ein schmaler Grat zwischen Effektivität und Toxizität.

Die PARP-Inhibition zielt, wie in den vorangegangenen Kapiteln beschrieben, letztlich auf die spezifische Schwäche der Defizienz in der homologen Rekombination von Tumorzellen. Es ist also nicht verwunderlich, wenn sich das Spektrum und die Intensität von Nebenwirkungen von PARP-Inhibitoren von dem unterscheiden, was wir Kliniker und unsere Patientinnen oft von medikamentösen Tumortherapien gewohnt sind.

Dabei ist es nicht so, dass PARP-Inhibitoren kaum oder wenig Nebenwirkungen haben und dass es nicht auch therapielimitierende oder gar gefährliche und lebensbedrohliche Toxizitäten geben würde. Aber im Hinblick auf die hohe Effizienz ist die PARP-Inhibition eher unter den recht gut verträglichen und gut durchführbaren Therapien einzuordnen.

In Zusammenschau kann für die drei beim Ovarialkarzinom zugelassenen PARP-Inhibitoren Olaparib, Niraparib und Rucaparib festgestellt werden, dass sowohl klassenspezifische als auch substanzspezifische Nebenwirkungen auftreten können [1-4].

5.1. Aufklärung und Planung der PARPi-Therapie

Generell gilt: Eine vorbeugende Aufklärung über Ziele, Vorteile und potentielle Nebenwirkungen einer PARPi-Erhaltungstherapie ist sehr wichtig. PARP-Inhibitoren werden fast ausschließlich als Erhaltungstherapie nach einer erfolgreichen Platin-basierten Chemotherapie eingesetzt. Die allermeisten Patientinnen haben zu Beginn also keine oder wenig Tumorlast und auch keine symptomatische Erkrankung. Das gilt es zu erhalten, bei gleichzeitig guter Lebensqualität. Das sollten auch die Patientinnen wissen.

Vor Beginn sollte sichergestellt sein, dass sich die Patientinnen gut von der vorangegangenen Chemotherapie erholt haben. Dies gilt insbesondere für die hämatotoxischen Residuen oder bestehende Übelkeit oder Fatigue, denn diese können durch den Beginn der PARPi-Therapie verstärkt werden. Andere, wie zum Beispiel eine residuelle periphere Neurotoxizität, stellen hingegen zumeist kein Hindernis für den Beginn dar.

Die PARPi-Therapie sollte idealerweise nicht innerhalb der ersten 4 Wochen nach Beendigung der Chemotherapie erfolgen. Als ideales Zeitfenster gelten 4-8 Wochen, maximal aber 12 Wochen post-Chemotherapie.

Analog zu den Ausschlusskriterien der Zulassungsstudien sollten vor Beginn auch die relevanten Mindestwerte für Hämoglobin (10 g/l), die absolute Neutrophilenanzahl (ANC) (1,5 x10^9/l) und die Thrombozytenzahl (100 x10^9/l) berücksichtigt, eingestellt und ggf. abgewartet werden.

Zudem stellen schwere Leberfunktionseinschränkungen und Nierenerkrankungen eine Kontraindikation dar. Leichte bis moderate Störungen sind allerdings möglich, müssen aber eng monitoriert werden. Im Falle von Olaparib sollte zudem bereits bei einer moderaten Nierenfunktionseinschränkung mit einer Kreatinin-Clearance von 31-50 ml/min eine Dosisreduktion auf 200 mg 2x tgl. (statt 300 mg 2x tgl.) erfolgen.

Hinsichtlich der Anwendung bei älteren Patientinnen gibt es bislang aus den Studien keine Signale, die aufgrund von schlechterer Verträglichkeit oder geringer Wirksamkeit eine Kontraindikation begründen könnten. Lediglich unter Verwendung von Rucaparib wurden numerisch häufiger Grad-3-Toxizitäten beobachtet [5]. Grundsätzlich gilt aber, dass ältere Patientinnen (>75 J.) besonders engmaschig kontrolliert werden sollten, insbesondere hinsichtlich hämatologischer Toxizitäten.

Wie üblich müssen die zentralen Metabolisierungswege bedacht werden, die sich bei den drei zugelassenen PARP-Inhibitoren unterscheiden: Olaparib mittels CYP3A4/5, Rucaparib v.a. mittels CYP2D6 und anderen Cytochromenzymen und Niraparib v.a. mittels Caboxylesterasen. Dadurch sind v.a. bei der Verordnung von Olaparib und Rucaparib Medikamenten-Interaktionen zu bedenken.

Für Olaparib gilt, dass moderat bis stark CYP3A4-induzierende Ko-Medikationen vermieden und bei parallel gegebenen moderaten bis starken CYP3A4-Inhibitoren eine anfängliche Dosisanpassung auf 150 mg bzw. 100 mg 2x tgl. (statt 300 mg 2x tgl.) erfolgen sollte. Zudem muss z.B. der Genuss von Grapefruits und Sternfrüchten sowie die Einnahme von Johanniskraut vermieden werden.

Für Rucaparib sind Interaktionen mit Metformin und Theophyllin beschrieben, die ein enges Monitoring erforderlich machen, und potentiell auch andere Medikamente, die mit dem o.g. Metabolisierungsweg interagieren könnten.

5.2. Dosisanpassungen

Dosisreduktionen und -unterbrechungen waren in den Zulassungsstudien recht häufig. Bis zu 80 % der Studienpatientinnen oder gar über 90 % der Patientinnen in Phase-IV-Anwendungsbeobachtungen haben die Dosis unterbrochen. Auch Dosisreduktionen wurden in den Studien insbesondere bei Niraparib (bis 71 %) und Rucaparib (bis 55 %) häufiger durchgeführt, in den Anwendungsbeobachtungen beträgt diese Rate aber über alle drei Substanzen hinweg bislang unter 30 %.

Als Fazit für die tägliche Praxis kann man daher beherzigen, dass Dosisunterbrechungen und Dosisreduktionen ein probates Mittel zur Durchführbarkeit von PARPi-Therapien sind, die zugunsten einer besseren Verträglichkeit, Compliance und Durchführbarkeit auch proaktiv genutzt werden sollten. Es ist wichtig, dieses auch den betroffenen Patientinnen zu vermitteln, die Sorge haben könnten, dass diese Maßnahmen der Effektivität abträglich sein könnten.

Für die die Dauer von Dosisunterbrechungen gibt es keine strengen Kriterien, sie sollten sich an den individuellen Umständen und letztlich der Rationalität eines onkologischen Konzeptes orientieren.

Hinsichtlich Dosisreduktionen liegen klare Empfehlungen vor: Olaparib kann von der empfohlenen Dosis von 300 mg 2x tgl. über 250 mg auf minimal 200 mg 2x tgl. (Ausnahme Komedikation mit moderaten bis starken CYP3A4 Induktoren: 100 mg 2x tgl.), Niraparib auf minimal 100 mg/Tag und Rucaparib auf minimal 300 mg/Tag reduziert werden.

Die Aufklärung über potentielle Nebenwirkungen, proaktive Korrekturmaßnahmen und Häufigkeit der Kontrollen, insbesondere in den ersten 12 Wochen, ist ohnehin besonders wichtig. In diesem Zeitraum können bereits die häufigsten Nebenwirkungen und nicht vorausgesehene Interaktionen auftreten, denen man proaktiv durch Vermeidung von verstärkenden Noxen (s. Ko-Medikation), supportive Maßnahmen oder Dosismodifikationen begegnen sollte.

Folgend werden die wichtigsten Nebenwirkungen und deren Management (in Anlehnung an Friedlander et al. [7]) dargestellt:

5.3. Fatigue

Fatigue ist eine der am häufigsten zu beobachtenden Nebenwirkungen in den relevanten PARPi-Studien, was auch durch die in den Studien gelaufenen patient reported outcome (PRO)-Messungen bestätigt wird. Bis zu 50-70 % der Patientinnen litten unter Fatigue, zumeist mild, im unteren einstelligen Prozentbereich, aber auch unter schweren Ausprägungen. Vermutlich ist aber weniger die Stärke als vielmehr der Verlauf über die Zeit der entscheidende und für die Patientinnen belastende Punkt. So trat eine Fatigue unter PARPi-Medikation recht schnell in den ersten Wochen und Monaten nach Beginn auf, hielt dann aber auch bei den Betroffenen zumeist über den gesamten Therapieverlauf an. Das zermürbt. Zudem muss bedacht werden, dass auch in den Placebo-Armen der Studien das Symptom Fatigue regelmäßig und häufig beobachtet wurde, was die generelle Bedeutung unterstreicht. Bei leichten bis milden Formen der Fatigue sollte ein realistisches und strukturiertes Konzept einer Balance zwischen physischer Aktivität und Ruhe erarbeitet, an nicht-pharmakologische Maßnahmen wie Massagetherapie und psychosoziale Interventionen gedacht und Schlafdefizite, Depressionen und Ernährungsmangelzustände optimiert werden. Bei schweren Formen können Therapieunterbrechungen unumgänglich sein und es sollten dringend andere Ursachen wie Anämie, Elektrolytimbalance, hormonelle Ursachen oder auch Depressionen ausgeschlossen werden. Bei Wiederauftreten trotz supportiver Maßnahmen sind Dosisreduktionen ein probates Mittel, um die Fortführung der Therapie zu gewährleisten.

5.4. Hämatologische Toxizität

Hämatologische Toxizitäten sind ein klassenspezifisches Phänomen unter PARPi-Einnahme, das letztlich auf dem Wirkmechanismus der PARP-Inhibition basiert und die zumeist bereits in den ersten Wochen nach Beginn der Einnahme auftreten, sich dann aber häufig bessern, insbesondere unter Dosisunterbrechungen und/oder -reduktionen. Die Patientinnen sollten daher auf die Notwendigkeit wöchentlicher Blutuntersuchungen gerade zu Beginn der Therapie eingeschworen werden.

Die Anämie ist mit bis zu 60 % die häufigste Hämatotoxizität unter PARPi-Einnahme, und auch schwere Formen (≥ Grad3) wurden bei 17-31 % der Studienpatientinnen beobachtet. Bei Auftreten leichter Anämien sollten andere Ursachen (Eisen-, Vitamin B12- und Folatmangel oder Hypothyreoidismus) ausgeschlossen und ggf. kurze Dosisunterbrechungen ohne anschließende Dosisreduktion durchgeführt werden. Bei schweren Formen sind Therapieunterbrechungen notwendig, wenn Hb < 8 g/dl, zudem wöchentliche Kontrollen und ggf. die Transfusion von Erythrozyten-Konzentraten, wenn Hb < 7 g/dl oder höher, wenn symptomatisch oder signifikante Komorbiditäten vorliegen. In diesen Fällen sollte die Therapie auch mit reduzierter Dosis fortgesetzt werden.

Thrombozytopenien traten bei 11 % (Olaparib, SOLO1), 24 % (Rucaparib, ATHENA) und 46 % (Niraparib, PRIMA) der Patientinnen auf, und lediglich unter Niraparib traten auch schwere Formen (≥ Grad3) bei bis zu 29 % der Patientinnen auf. Als Ursache werden das geringere Verteilungsvolumen und die erhöhte Knochenmarks-Exposition von Niraparib vermutet und insbesondere Patientinnen mit einem geringen Körpergewicht sind betroffen [6]. Bei Patientinnen mit einem Körpergewicht <77 kg oder einer Thrombozytenzahl von <150.000/μl kann daher erwogen werden, mit 200 mg statt 300 mg Niraparib täglich zu beginnen [8, 9]. Sowohl retrospektive Daten im Rahmen der NOVA-Studie als auch die prospektive Evaluierung dieser individuellen Startdosis (ISD) im Rahmen der PRIME-Studie konnten keinen Effektivitätsverlust trotz Dosisreduzierung belegen.

Bei Thrombozytopenien unter Therapieverlauf von <100.000/μl (Niraparib) oder <50.000/μl (Olaparib und Rucaparib) sollten Therapieunterbrechungen erfolgen mit wöchentlichen Kontrollen bis Werten >100.000/μl. Dosisreduktionen werden unter Niraparib bei Werten <75.000/μl und für Olaparib und Rucaparib bei Werten <50.000/μl empfohlen.

Schwergradige Neutropenien werden ebenfalls regelmäßig beobachtet, bis zu 20 % unter Niraparib, bei den anderen Substanzen weniger häufig, aber sie sind meistens asymptomatisch und schwenken selten in eine febrile Neutropenie um. Asymptomatische Verläufe leicht- bis mittelgradiger Neutropenien sollten daher lediglich beobachtet werden, Therapieunterbrechungen mit wöchentlichen Kontrollen werden bei ANC-Werten <1,0 $x10^9/l$ empfohlen, und die Wiederaufnahme sollte mit reduzierter Dosis erfolgen.

Bei Persistenz all dieser Hämatotoxizitäten über mehr als 4 Wochen oder Wiederholungen sollte zudem immer auch an den Ausschluss eines myelodysplastischen Syndroms (MDS) und einer akuten myeloischen Leukämie (AML) gedacht werden, welche selten unter der Therapie mit PARP-Inhibitoren beobachtet werden.

Eine Meta-Analyse unter Einschluss von fast 5700 Patientinnen mit PARPi-Therapie (ca. 3400 Placebokontroll-Patientinnen) aus 28 randomisierten klinischen Studien (RCT) hat eine signifikante 2,63-fache Risikoerhöhung für MDS und AML im Vergleich zur Placebogruppe berechnet, die absolute Inzidenz unter PARPi betrug 0,73 % (0,47 % in den Placebogruppen) [10]. Die durchschnittliche PARPi-Behandlungsdauer betrug 9,8 Monate und die MDS und AML traten durchschnittlich 17,8 Monate nach Beginn der PARPi-Therapie auf. Nun, auch wenn die Autoren der Meta-Analyse darauf verweisen, dass alle inkludierten RCTs ein unklares Bias in sich haben und die Daten teils inkomplett sind, steht außer Frage, dass es sich um eine gefährliche und oft tödliche (45 %) Komplikation handelt. In der PAOLA-Studie zur Erstlinien-Erhaltungstherapie von Olaparib +/- Bevacizumab beim fortgeschrittenen Ovarialkarzinom betrug die absolute Inzidenz für MDS und AML bis zu 1,8 % im Olaparib-Arm und 2,7 % im Placebo-Arm [11]. In der SOLO 1-Studie mit dem bislang längsten Follow-Up zeigte sich dagegen fast eine Verdoppelung der MDS/AML-Rate im Olaparib-Arm (1,5 %) gegenüber dem Placebo-Arm (0,8 %) und weitere Studien mit anderen PARP-Inhibitoren kommen zu vergleichbaren Ergebnissen [3, 4, 12].

Vorsicht ist geboten, wenn sich unter einer PARP-Inhibitortherapie eine nachhaltige Zytopenie einstellt, die mittels Dosisunterbrechungen und/oder Dosisanpassungen nicht einer Besserung zugeführt werden. Im Zweifel sind solche Patientinnen einer hämatoonkologischen Abklärung mit üblicherweise einer Knochenmarks-Biopsie zuzuführen (s.a. oben).

5.5. Gastrointestinale Toxizität

Nausea und, zu einem geringeren Teil, Erbrechen gehören zu den häufigsten Nebenwirkungen der PARP-Inhibitoren, und es scheint sich dabei um einen Klasseneffekt dieser Medikamente zu handeln. Den Studien zufolge klagen bis zu 75 % über Nausea, wobei schwere Ausprägungen nur selten vorkommen und auch therapielimitierende Schweregrade selten sind.

Grundsätzlich gilt, dass erbrochene Dosen nicht ersetzt werden sollten und die nächste Dosis zumindest bei geringgradiger Übelkeit und/oder Erbrechen wie geplant eingenommen werden sollte. Der Einsatz von Antiemetika ist legitim und kann z.B. mit Metoclopramid 30-60 Minuten vor der PARP-Einnahme erfolgen. Zusätzlich ist die Einnahme von kleineren Mahlzeiten über den Tag verteilt empfehlenswert. In einigen Fällen kann auch die spätere Einnahmezeit von PARP z.B. in den Abendstunden sinnvoll sein und kann mit den Patientinnen vor diesem Hintergrund erwogen werden. Gleiches gilt für den Einsatz von 5-HT3-Antagonisten. Bei höhergradiger Übelkeit und/oder Erbrechen sollte die Therapie unterbrochen werden, bis sich die Symptomatik bis mindestens mild abgeschwächt hat, bevor man mit der Therapie wieder anfängt, in diesen Fällen dann die Re-Challenge mit gleicher Dosis, aber unter antiemetischer Therapie durchführen. Erst wenn diese Maßnahmen ohne Erfolg sind, sollte eine Dosisreduktion erwogen werden.

5.6. Lebensqualität

Die Lebensqualität erfasst in klinischen Studien die subjektive Wahrnehmung der Patientinnen in Bezug auf Veränderungen der psychologischen, physischen und sozialen Befindlichkeit, welche durch eine Krankheit und ihre Symptome und auch die Behandlung im Laufe der Beobachtungszeit auftreten. Dazu werden psychometrisch validierte Fragebögen verwendet, die die Patientinnen alleine ausfüllen, idealerweise immer vor einer Intervention oder Untersuchung und an zuvor definierten Zeitpunkten. Im Unterschied zur Toxizitätsbeurteilung, welche in Studien häufig nach den „Common Toxicity"-Kriterien des National Cancer Institute (NCI-CTC) durch die behandelnden PrüfärztInnen erhoben werden, kommen die „Patient Reported Outcomes" (PROs) direkt von den Patientinnen selbst und haben bei den Bewertungen von Studien und deren Zusatznutzen durch die Behörden zunehmend Bedeutung gewonnen.

Nahezu alle klinischen Studien der Phase II/III zu PARP-Inhibitoren beim Ovarialkarzinom wurden durch mehr oder weniger gute PRO-Erhebungen begleitet, was insbesondere vor dem Hintergrund einer zusätzlichen Erhaltungstherapie (im Vergleich zum geltenden Standard) und den Placebo-kontrollierten Studiendesigns sinnvoll ist.

Alle diese Analysen sprechen die gleiche Sprache und zeigen, dass eine PARP-Inhibitortherapie nicht zu einer nennenswerten Verschlechterung globaler Lebensqualitätsdomänen im Vergleich zur Placebogruppe führt [5, 13, 14]. Solche einheitlichen Beurteilungen sollten immer zu Skepsis führen, und in der Tat ist es so, dass die Instrumente zur PRO-Messung häufig nicht gut geeignet sind, um nachteilige Effekte einer Therapie zu identifizieren; ein Umstand, den man auch aus anderen Studien mit wesentlich toxischeren Substanzen beobachten kann. Dennoch, die Information, dass eine PARP-Inhibitortherapie nicht zu schwerwiegenden Beeinträchtigungen der Lebensqualität führen, ist eine wichtige Information. In einigen Studien wie der SOLO2- und auch der NOVA-Studie mit Niraparib oder der ARIEL-3-Studie mit Rucaparib wurden daher weitergehende Untersuchungen angestrengt [5, 13, 14]. Dazu gehören Analysen des qualitätsadjustierten progressionsfreien Überlebens (QAPFS), welches die progressionsfreie Zeit mit guter Lebensqualität beschreiben soll, oder die qualitätsadjustierte Zeit ohne Symptome und Toxizität (QTWIST). Diese Analysen beschreiben recht anschaulich zwei Dinge: Die Nebenwirkungen von PARP-Inhibitoren fordern einen Tribut, allerdings verbleibt für die Patientinnen eine signifikant längerer Dauer von gutem progressionsfreien Überleben und Zeit ohne Toxizität und Symptomen, eine Erkenntnis, die man sich gut bei der Kommunikation mit Patientinnen über eine geplante PARP-Inhibitortherapie zunutze machen kann.

Literatur

1. Moore K, Colombo N, Scambia G, et al. Maintenance olaparib in patients with newly diagnosed advanced ovarian cancer. N Engl J Med 2018;379:2495-2505

2. Ray-Coquard I, Pautier P, Pignata S, et al. Olaparib plus bevacizumab as first-line maintenance in ovarian cancer. N Engl J Med 2019;381:2416-2428

3. Gonzalez-Martin A, Pothuri B, Vergote I, et al. Niraparib in patients with newly diagnosed advanced ovarian cancer. N Engl J Med 2019;381:2391-2402

4. Monk BJ, Parkinson C, Lim MC, et al. A randomized, phase III trial to evaluate rucaparib monotherapy as maintenance treatment in patients with newly diagnosed ovarian cancer (ATHENA-MONO/GOG-3020/ENGOT-ov45). J Clin Oncol 2022;40:3952-3964

5. Colombo N, Oza AM, Lorusso D, et al. The effect of age on efficacy, safety and patient-centered outcomes with rucaparib: A post hoc exploratory analysis of ARIEL3, a phase 3, randomized, maintenance study in patients with recurrent ovarian carcinoma. Gynecol Oncol 2020;159:101-111

6. Valabrega G, Scotto G, Tuninetti V, et al. Differences in PARP Inhibitors for the Treatment of Ovarian Cancer: Mechanisms of Action, Pharmacology, Safety, and Efficacy. Int J Mol Sci 2021;22(8):4203

7. Friedlander M, Lee YC, Tew WP. Managing Adverse Effects Associated With Poly (ADP-ribose) Polymerase Inhibitors in Ovarian Cancer: A Synthesis of Clinical Trial and Real-World Data. Am Soc Clin Oncol Educ Book. 2023 Jun;43:e390876.

8. Li N, Zhu J, Yin R, et al. Treatment With Niraparib Maintenance Therapy in Patients With Newly Diagnosed Advanced Ovarian Cancer: A Phase 3 Randomized Clinical Trial. JAMA Oncol. 2023 Sep 1;9(9): 1230-1237.

9. Berek JS, Matulonis UA, Peen U, et al. Safety and dose modification for patients receiving niraparib. Ann Oncol. 2018;29(8): 1784–92.

10. Morice PM, Leary A, Dolladille C, et al. Myelodysplastic syndrome and acute myeloid leukaemia in patients treated with PARP inhibitors: A safety meta-analysis of randomised controlled trials and a retrospective study of the WHO pharmacovigilance database. Lancet Haematol 2021;8:e122-e134

11. Lorusso D, Mouret-Reynier MA, Harter P, et al. Updated progression-free survival and final overall survival with maintenance olaparib plus bevacizumab according to clinical risk in patients with newly diagnosed advanced ovarian cancer in the phase III PAOLA-1/ENGOT-ov25 trial.Int J Gynecol Cancer 2024;34(4):550-558

12. DiSilvestro P, Banerjee S, Colombo N. Overall Survival With Maintenance Olaparib at a 7-Year Follow-Up in Patients With Newly Diagnosed Advanced Ovarian Cancer and a BRCA Mutation: The SOLO1/GOG 3004 Trial. J Clin Oncol 2023;41(3):609-617

13. Friedlander M, Gebski V, Gibbs E, et al. Health-related quality of life and patient-centred outcomes with olaparib maintenance after chemotherapy in patients with platinum-sensitive, relapsed ovarian cancer and a BRCA1/2 mutation (SOLO2/ENGOT Ov-21): a placebo-controlled, phase 3 randomised trial. Lancet Oncol 2018;19(8):1126-1134

14. Pothuri B, Han S, Chase DM, et al. Health-related quality of life in patients with newly diagnosed advanced ovarian cancer treated with niraparib vs placebo: Results from the phase 3 randomized PRIMA/ENGOT-OV26/GOG-3012 trial. Gynecol Oncol 2024;184:168-177.

Mechanismen der Resistenzentwicklung

6. Mechanismen der Resistenzentwicklung

6.1. Grundlagen der Resistenzbildung

Platinsensitivität und HRD gelten als prädiktive Biomarker für ein Ansprechen auf PARP-Inhibitoren (PARPi). Platinhaltige Chemotherapien und PARPi gehören zu den wirksamsten Substanzen in der Therapie des Ovarialkarzinoms. Trotzdem zeigen 40-70 % der BRCA-mutierten Patientinnen kein Ansprechen auf eine Behandlung mit einem PARPi [1-3]. PARPi-Resistenzen können somit de novo oder erworben, in der Folge vorangegangener Therapien, vorkommen. Es ist daher von großem Interesse Kriterien zu identifizieren anhand derer Patientinnen ausgewählt werden können die entweder von einer erneuten Therapie (Re-Challenge)mit einem PARPi profitieren, oder die eine zusätzliche nicht-kreuzreaktive Therapie zur laufenden PARPi benötigen oder bei denen eine komplett alternative Behandlung erforderlich ist.

Das Reparaturenzym PARP ist wesentlich an der Reparatur von DNA-Einzelstrangbrüchen beteiligt. Wird dieser Mechanismus durch einen PARPi blockiert, kommt es zu Doppelstrangbrüchen. Ist zusätzlich die HR (homologe Rekombination), als alternativer Reparaturweg alteriert, kommt es zu einer Anhäufung dieser Doppelstrangbrüche in der Zelle und in der Folge zur genomischen Instabilität und evtl. zum Untergang der Zelle. Dieser Vorgang wird als synthetische Letalität bezeichnet. PARPi sind insbesondere wirksam in Zellen, die nicht über die Fähigkeit der homologen Reparatur verfügen. Dazu gehören Tumoren mit Mutationen im BRCA1 und BRCA2-Gen, sowie Mutationen in anderen z.T. noch nicht identifizierten Genen die eine HRD (homologe Rekombinationsdefizienz) auslösen [8].

Verschiedene Resistenzmechanismen gegenüber PARPi konnten identifiziert werden. Man unterscheidet hierbei HR-abhängige und HR-unabhängige Mechanismen. Zu den HR-abhängigen Resistenzen zählen zum Beispiel die Wiederherstellung der Funktion des BRCA-Gens durch Rückmutation. Dies betrifft neben BRCA weitere HR-Gene wie z.B. PALB2 und RAD51C/D [5, 8, 9]. Zu den HR-unabhängigen Mechanismen hingegen zählt z.B. die Hochregulierung von Effluxpumpen [4-6]. Daneben spielen HR-unterstützende Signaltransduktionswege und Mechanismen, welche die Replikationsgabel stabilisieren, eine wesentliche Rolle [4].

Darüber hinaus sind weitere Ursachen der Resistenzbildung beschrieben, wie z.B. die epigenetische Hochregulation von BRCA1 durch Verlust der Methylierung, oder die reduzierte Aktivität von PARP1 [8].

Die Mechanismen der Platinresistenz entsprechen nur zum Teil denen der PARPi-Resistenz. Die Wiederherstellung der HR ist ebenfalls für die Platinresistenz verantwortlich [4]. Ein weiterer Mechanismus ist die Multidrug resistance (MDR). Bei diesem Phänotyp liegt eine ausgedehnte Resistenz gegenüber verschiedenen Substanzen vor [7]. In Tumoren mit intakter HR führen Veränderungen von Zellzyklus-regulierenden Proteinen, wie zum Beispiel CCNE1 zu Resistenzen gegenüber Platin [8]. Oxidativer Stress unterstützt die Wirksamkeit gegenüber Platin. Platinresistente Zellen unterbinden durch die Aktivierung des Transkriptionsfaktors Nrf2 diesen Zusammenhang [9]. Ein weiterer Ansatz ist die Theorie von Krebs-Stammzellen, welche ruhen können und für Rezidive und Resistenzen verantwortlich sind. Darüber hinaus spielen diverse andere Faktoren eine Rolle, unter anderem die fehlende Aktivierung des körpereigenen Immunsystems, das die Tumorzellen z.T. nicht als solche erkennen kann [8].

Für das Verständnis der Resistenzmechanismen ist das Wissen über die alternativen Reparaturmechanismen relevant. Zellen mit einer HRD verfügen über alternative Reparaturmechanismen, die den Ausfall der HR teilweise kompensieren können. Beschrieben sind fünf ergänzende Reparaturwege (☞ Tab. 6.1). Die Wiederherstellung alternativer Reparaturwege führt zur PARPi-Resistenz, trotz initialer Sensitivität gegenüber PARPi, so dass diese Tumoren zunehmend schwerer zu behandeln sind [4]. Kürzlich wurde ein weiterer Mechanismus zur Reparatur von DSBs beschrieben, die Microhomology-mediated End Joining (MMEJ). MMEJ ist mit Deletionen entlang der Bruchstelle verbunden und trägt zu Translokationen und Umlagerungen (Rearrangement) bei, an denen

PARP1, DNA-Ligase III und POLQ für die Zellreparatur beteiligt sind [10].

Reparatur-mechanismus	Funktion	Schlüssel-gene
HR (homologe Rekombination)	Doppelstrang-bruchreparatur S- und G2-Phase des Zellzyklus	BRCA1, BRCA2, RAD51, HSP90
NHEJ (Non-Homologous End Joining)	Doppelstrang-bruchreparatur Interphase	53BP1
BER (Basen-Exzisions-Reparatur)	Einzelstrang-bruchreparatur	PARP-1, XRCC1, Polβ
NER (Nukleo-tid-Excisions-Reparatur)	Entfernung größerer Läsionen, z.B. cross-links	ERCC1, XPF
FA (Fanconi Anemia)	Entfernung von cross-links, Stabilisierung der Replikationsgabel	FANCC, FANCD2, FANCA
MMRd (Mismatch Repair Deficiency)	Reparatur von fehlerhaften DNA-Paaren	MLH1, MSH2

Tab. 6.1: Reparaturwege [11].

6.2. HR-abhängige PARPi-Resistenzentwicklung

6.2.1. Rückmutation

Durch Rückmutationen wird u.a. das Leseraster für BRCA-Gene wieder hergestellt und die ursprüngliche Proteinexpression rehabilitiert. Vermutlich ist dieser Vorgang Resultat eines alternativen Reparaturmechanismus [12]. Rückmutationen konnten in weiteren HR-Genen festgestellt werden, z.B. RAD51C. Anzunehmen ist, dass diese unter dem Druck der PARPi-Therapie entstehen. Sie gehen mit einer schlechten Prognose einher. Diese Erkenntnisse sprechen für die Notwendigkeit eines möglichst frühen Einsatzes der PARPi-Therapie in der Therapiesequenz des Ovarialkarzinoms [4, 13].

6.2.2. BRCA1 Promoter Re-Aktivierung

Methylierungen beeinflussen die Eigenschaften der Gene ohne strukturelle Veränderungen hervorzurufen. Durch Sequenzierungen konnte gezeigt werden, dass die Promoter-Methylierung von BRCA1 das Risiko für die Entstehung eines Ovarialkarzinoms erhöht [14]. Der Verlust der Methylierung von BRCA1 führt zu einer Wiederherstellung des Genproduktes von BRCA1 und damit zu einer Resistenz gegenüber Platin bzw. PARPi, d.h. der Verlust der Promoter-Methylierung führt zur PARPi-Resistenz [15].

6.2.3. Wiederherstellung der end-resection

Die end-resection ist ein Mechanismus der DNA-Doppelstrangreparatur. Defekte 5′-Enden der DNA werden abgespalten. Die entstehende 3′-Einzelstrang-DNA steht zur korrekten Reparatur bereit. Insbesondere BRCA1-mutierte Tumoren nutzen diesen Weg zur Regenerierung der HRR. Das Fortbestehen der Tumorzelle beruht hier auf einer Inaktivierung des *TP53BP1* Gens [16]. 53BP1 ist die Hauptkomponente des Shieldin-Komplexes, welcher mit PARPi-Resistenz bei BRCA1-mutierten Tumoren in Zusammenhang gebracht wird [17]. Der Shieldin-Komplex fördert das NHEJ. Der Verlust einzelner dieser Komponenten führt zur Stabilisierung der Zelle, weil sie wieder zur HRR befähigt, wird [4].

6.3. HR-unabhängige PARPi-Resistenzentwicklung

6.3.1. Stabilisierung der Replikationsgabel

In Zellen, die nicht BRCA2-mutiert sind und keine reverse Mutation entwickeln, ist die Replikationsgabel-Stabilisierung ein weiterer Resistenzmechanismus gegenüber Platin und PARPi [18]. Sobald die feste Struktur der DNA im Prozess der Replikation aufgehoben wird, entsteht ein besonders vulnerabler Moment. Multiple Mechanismen stellen zu diesem Zeitpunkt einen geschützten Ablauf sicher, zum Beispiel die Stabilisierung der Replikationsgabel. ATR (Ataxia teleangiectasia and Rad3 related, eine Serin/Threonin-Protein Kinase), CHK1 (Checkpoint-Kinase-1), und WEE1 (eine Serin/Threonin-Protein Kinase) sind Checkpoint-Proteine und an diesem Prozess beteiligt. Sie können daher mögliche Targets darstellen. PARP1 und BRCA2 schützen die Replikationsgabel bei Einzelstrangbrüchen. Ein Verlust von BRCA2 oder

PARP1 führt über einen MRE11-dominierten Pathway zum Zelluntergang. Die Inaktivierung oder Inhibierung von MRE11 resultiert in einer Stabilisierung und einem ausbleibenden Zelltod [19]. Die Serin/Threoninkinase ATR ist in die DNA-Reparatur involviert und wird durch Einzelstrangbrüche und blockierte Replikationsgabeln aktiviert. Sie ist auch in Tumorzellen aktiv und kann bei Schädigungen der DNA zur Stabilisierung führen. Die Inhibition der Kinase ATR führt zu einer Replikationsgabel-Destabilisierung und zur Apoptose der Zelle. Eine Re-Sensitivierung für PARPi ist hierdurch anzunehmen [20].

CHK1spielt eine Schlüsselrolle bei der Zellzyklusregulierung und DNA-Reparatur. Die Aktivierung führt zu Zellzyklusarrest, um die beschädigte DNA zu regenerieren. Eine Hemmung von CHK1 destabilisiert die Replikationsgabel. Darüber hinaus aktiviert CHK1 Proteine, die in die HRR integriert sind. CHK1-Inhibitoren werden daher in der Resistenzüberwindung bei Ovarialkarzinomen evaluiert [21].

6.3.2. Intrazelluläre Verfügbarkeit des PARPi

Ein weiterer Resistenzfaktor ist die Überexpression von *ABCB1*, einem Gen, welches das Multidrug Resistance Protein 1 (MDR1) codiert und den Export von Chemotherapeutika mittels Effluxpumpen steuert [21, 22]. Anhand von Zellkulturlinien konnte demonstriert werden, dass eine Hochregulierung des Zellmembranproteins MDR1 zu einer Resistenz gegenüber Platin und PARPi führt. Der Einsatz von ABCB1-Inhibitoren Verapamil und Elacridar konnte eine effektive Resensitivierung gegenüber PARPi bzw. Platin und PARPi zeigen [6].

6.3.3. Verlust von Poly(ADP-ribose) (PAR)-Glycohydrolase (PARG)

Der Verlust des Enzyms Poly(ADP-ribose) (PAR)-Glykohydrolase (PARG) stellt die nachgeschaltete PARP1-Signalisierung nach einer PARPi-Behandlung wieder her und wirkt der synthetischen Letalität entgegen. Der Verlust der PARG-Expression ermöglicht eine gewisse PARylierung auch in Gegenwart von PARPi. Dazu gehört die Auto-PARylierung von PARP1, die ein wichtiger Schritt ist, um die Lösung von PARPi von der DNA zu er-

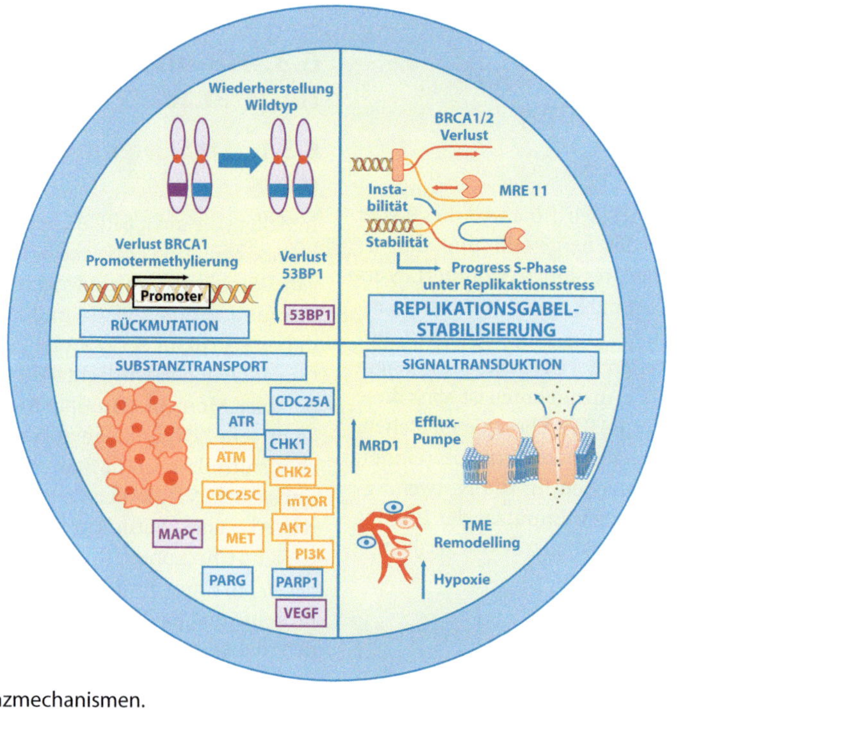

Abb. 6.1: Resistenzmechanismen.

möglichen. Folglich reduziert ein PARG-Mangel das PARP1-Trapping und die Akkumulation von DNA-Schäden [23]. Ovarialkarzinom-Zellen, die durch die Herunterregulierung von PARG resistent gegen PARPi werden, weisen einen hohen Replikationsstress auf und sind zum Überleben auf den ATR-CHKI-WEE1-Signalweg angewiesen. Die Herunterregulierung von PARG macht die Zellen also empfindlich gegenüber CHKI- und WEE-Inhibition [24].

6.4. Strategien zur Überwindung der PARPi-Resistenz

Derzeit laufen verschiedene präklinische und klinische Studien, die sich mit der Frage beschäftigen, wie die PARPi-Resistenz überwunden werden kann. Erste Daten einer Phase-III-Studie konnte der OREO-Trial für eine bestimmtes Patientinnen-Klientel darstellen. Hier zeigte sich ein Vorteil beim Einsatz einer PARPi-Monotherapie nach einer erfolgreichen Platin-Reinduktionstherapie unabhängig vom BRCA- oder HRD-Status. Darüber hinaus ist die Kombination der PARPi mit verschiedenen, potenziell synergistisch wirkenden neuen antineoplastischen Substanzen ein vielversprechender Ansatz. Insbesondere neuere Wirkstoffe die auf das DNA-Damage-Repair-System (DDR) abzielen (z.B. ATR, CHK1, WEE1, und PKMYT1) sind dabei vielversprechenden Kombinationspartner. Bislang konnten diese Ideen noch nicht den klinischen Alltag erreichen. In den aktuell z.T. noch frühen Studien wird zum Großteil zunächst die optimale Dosierung und Toxizität evaluiert [4].

6.4.1. Inhibition des DNA-Damage-Repair-System

Das DNA-Damage-Repair-System (DDR) ist für das Überleben der Zellen von wesentlicher Bedeutung. Insbesondere Tumorzellen die einem starken Replikationsstress unterliegen sind auf verschiedene Komponenten des DDR-System angewiesen. PARP spielt mehrere Rollen in verschiedenen DNA-Reparaturwegen, die alle an der PARPi-Resistenz beteiligt sein könnten. Das DDR-System umfasst ein komplexes molekulares Netz miteinander verbundener Signalwege, deren Hauptziel die Erhaltung der genomischen Integrität ist. Diese Maschinerie ins Visier zu nehmen, ist eine neue Strategie zur Überwindung der PARPi-Resistenz.

Die Aufhebung der regelrechten Signalweiterleitung an den Kontrollpunkten („checkpoints") des Zellzyklus kann zu einer Überwindung der PARPi-Resistenz beitragen. Der Einsatz verschiedener Inhibitoren der Checkpoint-Kinasen wie z.B. ATR, ATM, CHK1, PKMYT1 und WEE1 [19] wird aktuell mit dem Ziel untersucht.

Als Einzelwirkstoffe hemmen ATR-CHK1-PKMYT1-WEE1-Inhibitoren die S-Phase und den G2/M-Zellzyklus-Checkpoint, was zu zunehmenden Replikationsstress und einem frühen Eintritt in die Mitose der Zelle, zur Anhäufung von Doppelstrangbrüchen und schließlich zum Untergang der Zelle führt [25].

Tumoren mit PARG-Downregulation profitieren möglicherweise besonders von einer ATR-CHK1-WEE1-Inhibition. Diese Zellen geraten unter Replikationsstress und sind abhängig von der Checkpoint-vermittelten Reparatur, um die Zellintegrität zu erhalten. Wenn diese gehemmt wird, funktioniert die Rettung nicht und die Zelle wird untergehen. In vitro und in vivo konnte ein Ansprechen bei PARPi-resistenten Tumoren gezeigt werden [4, 25].

Verschiedene Studien untersuchen die Anwendung von ATR-Inhibitoren in der Kombination mit DNA-schädigenden Substanzen wie PARP-Inhibitoren oder Chemotherapien.

WEE1 und PKMYT1 sind Targets weiterer in Entwicklung befindlicher Inhibitoren der Checkpoints des Zellzyklus. Die WEE1-Kinase ist ein G2-Zellzyklus Checkpoint-Regulator, welcher die Zelle unter Replikationsstress unterstützt in den Arrest für die DNA-Reparatur gehen zu können [4]. Die Inhibition von PKMYT1 ist dabei selektiver gegen die Cyclin-dependent-Kinase1 als eine WEE1 Inhibition [26].

Weitere Inhibitoren einer erfolgreichen DDR stellt die Kombination von PARPi und einem CDK4/6 Inhibitor dar. In Zelllinien von Patientinnen mit einem Ovarialkarzinom und hoher *MYC*-Expression, die nicht auf eine PARPi ansprachen, zeigte diese Kombination einen synergistischen Effekt [27].

Zusätzliche präklinische Studien legen die Polymerase Theta, die bedeutend für die MMEJ Reparatur ist, als vielversprechendes therapeutisches Ziel nahe. Es konnte gezeigt werden, dass ein Verlust des *POLQ* Genes, welches für Poltheta codiert, zu einer synthetischen Letalität bei HRD führen kann. Weiterhin konnten 2 Studien eine in vivo Effektivität eines Poltheta-Inhibitors nachweisen [28].

Des Weiteren könnte auch die nächste Generation der PARP-Inhibitoren eine Therapieoption darstellen. Im Rahmen der Phase-I/II-Studie PETRA wird AZD5305, als hochselektiver Inhibitor gegen PARP1 bei Patientinnen die zuvor Platin und einen PARPi gehabt haben, getestet [29].

6.4.2. Indirekte HR-Inhibition

Verschiedene Zielproteine einer antineoplastischen Therapie wie EGFR, VEGF, MEK und PI3K-AKT beeinträchtigen die HR indirekt.

In einer Phase-I-Studie, in der Olaparib mit dem AKT-Inhibitor Capicarsetib kombiniert wurde, erzielten 11 von 25 Patienten mit EOC einen klinischen Nutzen, unabhängig von der BRCA1/2-Mutation. Die PARPi-Resistenz ist mit der Hochregulierung des RAS/MAPK-Signalwegs verbunden. Dadurch induziert eine MEK-Inhibition eine HR-Defizienz durch Verringerung von*MRE11*, *RAD50*, *NBN* und *BRCA1/2*. Die laufende Phase-I/II-Studie SOLAR kombiniert den MEK-Inhibitor Selumetinib mit Olaparib und schließt dabei eine Expansionskohorte von PARPi-resistenten Ovarialkarzinomen ein. Präklinisch wirken diese beiden Wirkstoffe synergistisch, d.h. im Sinne einer Erhöhung von DNA-Schäden und Apoptose als Antwort auf eine PARPi-Therapie [30].

Eine andere Herangehensweise ist die epigenetische indirekte Beeinflussung der HR. Eine HR-defiziente Situation kann durch die Inhibition von Proteinen wie dem Bromodomain containing 4 (BRD4), einem Mitglied der BET-Protein-Familie erzeugt werden. Diese sind z.T. in die epigenetische Regulation von HR-Genen involviert. Die Hemmung von BET und PARP hat in Xenotransplantationsmodellen Synergieeffekte im Sinne einer Verringerung des Tumorwachstums, einer Zunahme der Apoptose und der DNA-Schäden gezeigt. Präklinisch hat sich gezeigt, dass die BET-Hemmung die antitumorale Immunität verstärkt. Eine Phase-I/Ib-Studie untersucht die Sicherheit und Wirksamkeit von ZEN-3694, einem BET-Inhibitor, plus Nivolumab mit oder ohne Ipilimumab bei soilden Tumoren inkl. Platin-resistenten Ovarialkarzinomen.

6.4.3. Modulierung des Tumor Microenvironments

Die Mikroumgebung des Tumors schützt die Tumorzellen, indem sie mechanische Unterstützung bietet oder eine Reihe von Zytokinen sezerniert, die es den Tumorzellen ermöglichen, sich sowohl dem Immunsystem als auch nachfolgenden Therapien zu entziehen.

Strategien, die das immunologische Mikromilieu modulieren, könnten die PARPi-Resistenz beim Ovarialkarzinom überwinden. Auch eine Beeinträchtigung der Angiogenese oder der Medikamenten-Efflux-Pumpe kann in diese Richtung wirken. Hier lassen sich zukünftig möglicherweise Targets finden, welche ein erneutes Ansprechen auf einen PARPi zulassen [4].

Eine antiangiogene Therapie führt zu einer hypoxämischen Mikroumgebung des Tumors mit einer Herunterregulierung von HR-Genen und kann möglicherweise die Medikamentenanflutung verbessern.

Auch kann die Kombination der DDR-Signalwege mit Immun-Checkpoint-Inhibitoren (IO) ein vielversprechender Ansatz sein. Die PARP-Inhibition führt zu DNA-Schäden und setzt DNA-Fragmente im Zytoplasma frei, wodurch die zyklische GMP-AMP-Synthase (GAS) und der STING-Signalweg (Stimulator of Interferon Genes) aktiviert werden. Es kommt zu einer Aktivierung des Immunsystems und verschiedener Arten von Immunzellen. Somit wird ein vermeintlich synergistischer Effekt zwischen den IO und PARPi deutlich, der die Rationale für verschieden Studien ist.

Ein weiterer vielversprechender Therapieansatz nach PARP-Vortherapie ist das Konzept der Antibody-Drug-Konjugate (ADC) welches zunehmend an Bedeutung in der Onkologie gewinnt. Auch für das Ovarialkarzinom konnte kürzlich ein ADC mit einer hervorragenden Ansprechrate bei Platin-resistenten Karzinomen präsentiert werden. Ein Target auf der Zelloberfläche ermöglicht nach Bindung des ADCs, die Internalisierung des über einen Linker gebundenen Zytostatikums nach intrazellulär, wo sich die Wirkung entfalten kann. Für Mirvetuximab Soravtansin konnte eine ORR (Overall Response Rate) von 38 % nachgewiesen werden [31]. Kürzlich konnte in der MIRASOL-Studie sogar ein Überlebensvorteil für den o.g. ADC gezeigt werden.

6.5. Überwindung der PARPi-Resistenz – aktuelle Studien

6.5.1. PARPi-Re-Therapie

Aufgrund des zunehmenden Einsatzes der PARPi beim Ovarialkarzinom in der second- und seit kürzerem auch in der firstline-Therapie ist die Frage der Wirksamkeit einer PARPi-Re-Therapie von hoher Relevanz.

In der Phase-III-Studie OReO wurde die Reinduktion des PARPi prospektiv evaluiert. Eingeschlossen wurden Patientinnen, die erneut auf eine Platin-haltige Chemotherapie angesprochen und bereits einmal eine Erhaltungstherapie mit einem PARPi erfahren haben. Es handelte sich um ein ausgeprägt vortherapiertes Kollektiv. Es wurden zwei Kohorten gebildet: BRCA-mutiert und BRCA-wildtyp. In die BRCAm-Kohorte konnten Patientinnen in der Erstlinientherapie eingebracht werden, wenn das rezidivfreie Intervall >18 Monate betrug und in der Zweitlinie, wenn das Intervall>12 Monate betrug. In die BRCAwt Kohorte konnten Patientinnen eingebracht werden wenn das rezidivfreie Intervall in der Erstlinie >12 und in der Zweitlinie > 6 Monate betrug. Beide Kohorten wurden randomisiert zu Olaparib oder Placebo. Es konnte sowohl für BRCA-mutierte als auch für BRCA-wildtyp-Patientinnen ein signifikanter Vorteil für das progressionsfreie Überleben mit der Olaparib-Therapie gezeigt werden. Nichtsdestotrotz zeigte die Kaplan-Meier-Kurve der BRCAm-Kohorte bei ungefähr der Hälfte der Patientinnen einen raschen Progress trotz initialem Ansprechen auf die Platintherapie. Die explorative Analyse der BRACwt-Patientinnen zeigte einen moderaten Benefit sowohl in der HRD als auch in der HRP-Gruppe. Aktuell liegen noch keine ausreichenden Daten vor, um das Kollektiv von Patientinnen klar zu definieren, das von einer PARPi-Re-Challenge profitiert, wenngleich das Platin-freie Intervall aktuell die höchste prädiktive Wertigkeit besitzt. Jedoch spielen weitere Resistenzmechanismen eine weitaus wichtigere Rolle. Allerdings fehlen hier derzeit noch prädiktive Marker [4]. Darüber hinaus bestehen Daten einer retrospektiven Analyse der SOLO2-Studie, die gezeigt haben, dass Patientinnen eine geringeres Ansprechen auf eine Platin-Re-Therapie aufweisen wenn Sie zuvor mit einem PARPi im Rahmen der Erhaltungstherapie im Rezidiv behandelt wurden. Allerdings handelt es sich hier um erste Daten die in weiteren Studien überprüft werden müssen [32].

Insgesamt scheint eine PARPi-Therapie nach PARPi eine Option zu sein, insbesondere für die nicht BRCA-mutierte Gruppe.

6.5.2. Kombination mit synergistischen Substanzen

(☞ auch Kap. 7.)

Bereits als Monotherapie zeigten ATR-Inhibitoren ein vielversprechendes klinisches Ansprechen. So wurde in der Phase-I/II-Studie TRESR die Wirksamkeit des ATR-Inhibitors RP-3500 mit einer ORR von 25 % (5/20) nachgewiesen. 17 Tumoren waren Platin-resistent und 18 Patientinnen erhielten vorab bereits einen PARPi [4, 33]. Präklinische Daten zeigen eine bedeutsame Effektivität als Monotherapie oder in der Kombination mit einem PARPi. ATR ist Teil der PIKK (phosphatidylinositol 30 kinase-related kinase)-Familie und reguliert zentral die DNA-Replikation und die Zellzyklus-Checkpoint-Aktivierung. Wird ATR blockiert, gerät die Zelle unter Replikationsstress, es kommt zur Akkumulation von DNA-Doppelstrangbrüchen und schließlich zum Zelltod [32].

Die Synergie von ATR-Inhibitoren mit DNA-gerichteten Substanzen wie PARPi wurde in der CAPRI Studie untersucht. In dieser einarmigen Phase-II-Studie konnte die Kombination von Ceralasertib mit Olaparib bei Patientinnen mit Platin-sensiblen Ovarialkarzinom-Rezidiv nach PARPi-Vortherapie Ansprechraten von 46 % zeigen [34]. Eine weitere Phase-II-Studie untersuchte die Kombination des ATRi Berzosertib mit Gemzitabin im Vergleich zu Gemzitabin alleine. In dieser randomisierten Studie konnte ein medianes PFS von 22 Wochen in der Gruppe von Platin-resistenten Ovarialkarzinomen dargestellt werden. [35]. Weitere Studien untersuchen aktuell die Kombination eines ATR-inhibitors mit einer Chemotherapie.

Der WEE1-Inhibitor Adavosertib konnte in präklinischen Analysen zusammen mit einem PARPi relevante Ansprechraten zeigen [36]. In der Phase-II-Studie EFFORT (NCT03579316) wurde eine ORR von 23 % für Adavosertib allein und von 29 % in der Kombination mit einem PARPi präsentiert. WEE1 ist eine weitere Kinase, die in den Zellzyklus involviert ist und den Übergang in die Mitose streng reguliert.

In einer weiteren Kombinationstherapie mit einem PARPi, wird die Anwendung von Cediranib, einem Angiogeneseinhibitor, untersucht. Analysen an Zellkulturen und Xenograft-Modellen konnten zeigen, dass die HRD-Gene BRCA1/2 und RAD51 hypoxämiebedingt supprimiert werden. Dieser Effekt konnte auch hypoxämieunabhängig festgestellt werden. Cediranib hemmt PDGFR (plateled-derived growth factor), es kommt zur Blockade von EGFR1-3 und der c-kit Tyrosinkinase. Letztlich wird die Expression von BRCA1/2 und RAD51 inhibiert. Bei der Monotherapie Cediranib vs. PARPi wurde nur für Cediranib eine Wirkung auf Tumorwachstum und Überleben festgestellt. Die besten Effekte wurden mit der Kombinationstherapie Cediranib/PARPi erzielt, sodass angenommen werden muss, dass Cediranib eine Sensitivierung für den PARPi hervorruft [33].

Die Phase-II-Studie EVOLVE überprüft Cediranib in der Kombination mit einem PARPi. Bei intensiv vortherapierten Patientinnen wurden neben der Wirksamkeitsanalyse molekulare Analysen durchgeführt, um Resistenzmechanismen zu evaluieren. Hierbei konnten Rückmutationen nachgewiesen werden. Ein schlechtes Outcome hatten Patienten mit reverser Mutation für BRCA1/2 und RAD51, sowie bei Hochregulierung des Gens ABCB1 für Effluxpumpen. Diese konnten auch durch die Kombinationstherapie nicht überwunden werden. Angenommen wird, dass durch die hypoxämiebedingte Hemmung der Neoangiogenese DNA-Schäden entstehen bzw. bestehen bleiben und es in der Folge zur genomischen Instabilität kommt. In der EVOLVE-Studie konnte eine ORR von 20 % in der Platin-resistenten Gruppe gezeigt werden [4, 37]. Die durch Antiangiogenese hervorgerufene Hypoxämie verändert das tumorzellumgebende Mikromilieu. Auf diese Art und Weise werden HR-Gene supprimiert und es kommt in der Folge zur besseren Aktivität der PARPi.

Translationale Analysen konnten zeigen, dass das Ansprechen auf Cediranib und PARPi unabhängig von der Platinsensitivität zu bewerten ist und dass möglicherweise prädiktive Marker ein Therapieversagen anzeigen können. Zum Beispiel haben Patientinnen mit Rückmutationen der BRCA1/2-Gene und einer Hochregulierung von ABCB1 ein schlechteres Outcome.

Es gibt Hinweise darauf, dass die PARPi-Therapie ein immunstimulierendes Mikromilieu hervorruft. Dies spricht für den Einsatz von Immuncheckpoint-Inhibitoren (PD-1- bzw-PD-L1-Blockade) [38], auch wenn bislang für die Monotherapie beim Ovarialkarzinom mit Checkpoint-Inhibitoren bislang keine ausreichend überzeugenden Ergebnisse vorliegen [39].

Die Phase-I/II-Studie MEDIOLA umfasste eine Kohorte Platin-sensibler Ovarialkarzinome mit BRCA1/2-Keimbahnmutation, die zuvor mit mindestens einer Platin-basierten Chemotherapie behandelt worden war. Die Kombination aus Durvalumab und Olaparib zeigte eine ORR von 71,9 % in dieser Kohorte. In einem weiteren Arm der Phase-II-Studie wurde die Kombination von Bevacizumab mit Olaparib und Durvalumab in BRCAwt-rezidivierten EOC-Patienten getestet. Mit einer ORR von 87,1 % (95 % KI: 70,2-96,4) gegenüber 34,4 % (95 % KI: 18,6-53,2) erwies sich das Triplett bei allen Endpunkten als überlegen gegenüber dem Dublett. Neuere Daten bestätigen die Wirksamkeit mit einem medianen OS von 26,1 Monaten für Olaparib plus Durvalumab und 31,9 Monaten für Olaparib, Durvalumab und Bevacizumab. Die häufigsten TRAEs waren Anämie und Bluthochdruck bei Patienten, die die Dreierkombination erhielten [40].

In einer weiteren Phase-I/II-Studie TOPACIO wurde die Kombination von Pembrolizumab und Niraparib bei Platin-resistentem EOC unabhängig vom BRCA-Status untersucht. Es wurde eine ORR von 18 % mit der Kombination gezeigt, dabei wurden keine signifikanten Unterschiede zwischen Patienten mit BRCA1/2-Mutation und Wildtyp-Tumoren festgestellt [41]. Eine weitere Phase-II-Studie zum Nachweis der Wirksamkeit der Kombination von Durvalumab und Olaparib zeigte eine ORR von 14 % (5/35 Patienten) bei einem überwiegend Platin-resistenten rezidivierenden Kollektiv von Ovarialkarzinomen. Diese Studie deutete auf eine immunmodulatorische Wirkung-von Olaparib/Durvalumab hin und darauf, dass die Blockade des VEGF/VEGFR-Signalwegs das Ansprechen verbessern würde [42].

Vor kurzem wurde in der Phase-II-Studie MOONSTONE die Kombination von Niraparib und Dostarlimab bei Patienten mit platinresistenten EOC ohne BRCA-Mutation, die zuvor Bevacizumab erhalten hatten evaluiert. Die Ergebnisse waren enttäuschend, da die ORR 7,3 % (3/41 Patienten) lag und das mediane PFS bei nur 2,1 Monate. Weitere klinische Studien zur Erstlinienbehandlung, in denen die Kombination eines PARPi mit antiangiogenen Wirkstoffen oder IO untersucht wird, laufen derzeit.

Die kürzlich präsentierten Ergebnisse der DUO-O-Studie [43] zeigten erste positive Daten für die Anwendung von Durvalumab, einem PD-L1-Antikörper, beim fortgeschrittenen Ovarialkarzinom in der first-line. Es wurde ein signifikanter Vorteil im progressionsfreien Überleben für die Kombination Durvalumab, Olaparib und Bevacizumab in der Erhaltungstherapiegegenüber der Erhaltung mit Bevacizumab mono nachgewiesen. Von hoher Bedeutung ist dabei, dass insbesondere auch für die schwer behandelbare Gruppe der HRD-negativen und somit auch BRCA-negativen Patientinnen dieser Vorteil dargestellt werden konnte.

Zusammenfassung

Die hohe Bedeutung der PARPi in der Therapie des Ovarialkarzinoms ist evident. Zunehmend werden Resistenzmechanismen identifiziert und weitere präklinische Daten zur Überwindung der Resistenz gewonnen. Darüber hinaus liegen ebenfalls immer mehr klinische Daten über neue Konzepte zur Entgegnung der PARP-Inhibitor Resistenz vor. In diesem Zusammenhang scheint die Kombination von PARPi mit Immuncheckpoint-Inhibitoren z.B. bei HRD-negativen Patientinnen vielversprechend. Weiterhin ist die Therapie mit ADCs nach PARPi-Vortherapie wirksam. Zukünftig wird sicher auch die Kombination mit Inhibitoren der Checkpoints des Zellzyklus wie z.B.einem-WEE1-Inhibitor weitere Bedeutung bei Überwindung der PARPi-Resistenz zukommen. Weitere Studien werden zeigen welche Ansätze zur Resistenzüberwindung für welches Patientinnen geeignet sind.

Literatur

1. Jiang, X., et al., PARP inhibitors in ovarian cancer: Sensitivity prediction and resistance mechanisms. J Cell Mol Med, 2019. 23(4): p. 2303-2313.

2. Gelmon, K.A., et al., Olaparib in patients with recurrent high-grade serous or poorly differentiated ovarian carcinoma or triple-negative breast cancer: a phase 2, multicentre, open-label, non-randomised study. Lancet Oncol, 2011. 12(9): p. 852-61.

3. Fong, P.C., et al., Poly(ADP)-ribose polymerase inhibition: frequent durable responses in BRCA carrier ovarian cancer correlating with platinum-free interval. J Clin Oncol, 2010. 28(15): p. 2512-9.

4. Veneziani, A.C., et al., Fighting resistance: post-PARP inhibitor treatment strategies in ovarian cancer. Ther Adv Med Oncol, 2023. 15: p. 17588359231157644.

5. Barber, L.J., et al., Secondary mutations in BRCA2 associated with clinical resistance to a PARP inhibitor. J Pathol, 2013. 229(3): p. 422-9.

6. Vaidyanathan, A., et al., ABCB1 (MDR1) induction defines a common resistance mechanism in paclitaxel- and olaparib-resistant ovarian cancer cells. Br J Cancer, 2016. 115(4): p. 431-41.

7. Chen, A.M., et al., Co-delivery of doxorubicin and Bcl-2 siRNA by mesoporous silica nanoparticles enhances the efficacy of chemotherapy in multidrug-resistant cancer cells. Small, 2009. 5(23): p. 2673-7.

8. Yang, L., et al., Molecular mechanisms of platinum?based chemotherapy resistance in ovarian cancer (Review). Oncol Rep, 2022. 47(4).

9. Itoh, K., K.I. Tong, and M. Yamamoto, Molecular mechanism activating Nrf2-Keap1 pathway in regulation of adaptive response to electrophiles. Free Radic Biol Med, 2004. 36(10): p. 1208-13.

10. Wang, H., and Xu, X., Microhomology-mediated end joining: new players join the team. Cell Biosci, 2017. 7: p. 6.

11. Yap, T.A., et al., The DNA Damaging Revolution: PARP Inhibitors and Beyond. Am Soc Clin Oncol Educ Book, 2019. 39: p. 185-195.

12. Edwards, S.L., et al., Resistance to therapy caused by intragenic deletion in BRCA2. Nature, 2008. 451(7182): p. 1111-5.

13. Kondrashova, O., et al., Secondary Somatic Mutations Restoring RAD51C and RAD51D Associated with Acquired Resistance to the PARP Inhibitor Rucaparib in High-Grade Ovarian Carcinoma. Cancer Discov, 2017. 7(9): p. 984-998.

14. Lønning, P.E., et al., Constitutional BRCA1 Methylation and Risk of Incident Triple-Negative Breast Cancer and High-grade Serous Ovarian Cancer. JAMA Oncol, 2022. 8(11): p. 1579-1587.

15. Ter Brugge, P., et al., Mechanisms of Therapy Resistance in Patient-Derived Xenograft Models of BRCA1-Deficient Breast Cancer. J Natl Cancer Inst, 2016. 108(11).

16. Bouwman, P., et al., 53BP1 loss rescues BRCA1 deficiency and is associated with triple-negative and BRCA-mutated breast cancers. Nat Struct Mol Biol, 2010. 17(6): p. 688-95.

17. Mirman, Z. and T. de Lange, 53BP1: a DSB escort. Genes Dev, 2020. 34(1-2): p. 7-23.

18. Ray Chaudhuri, A., et al., Replication fork stability confers chemoresistance in BRCA-deficient cells. Nature, 2016. 535(7612): p. 382-7.

19. Haynes, B., J. Murai, and J.M. Lee, Restored replication fork stabilization, a mechanism of PARP inhibitor resistance, can be overcome by cell cycle checkpoint inhibition. Cancer Treat Rev, 2018. 71: p. 1-7.

20. Huntoon, C.J., et al., ATR inhibition broadly sensitizes ovarian cancer cells to chemotherapy independent of BRCA status. Cancer Res, 2013. 73(12): p. 3683-91.

21. McMullen, M., et al., Overcoming Platinum and PARP-Inhibitor Resistance in Ovarian Cancer. Cancers (Basel), 2020. 12(6).

22. Tian, C., et al., Common variants in ABCB1, ABCC2 and ABCG2 genes and clinical outcomes among women with advanced stage ovarian cancer treated with platinum and taxane-based chemotherapy: a Gynecologic Oncology Group study. Gynecol Oncol, 2012. 124(3): p. 575-81.

23. Gogola, E., et al., Selective Loss of PARG Restores PARylation and Counteracts PARP Inhibitor-Mediated Synthetic Lethality. Cancer Cell, 2018. 33(6): p. 1078-1093.e12.

24. Pillay, N., et al., DANN replication vulnerabilities render ovarian cancer cells sensitive to poly(ADP-Ribose)glycohydrolase inhibitors. Cancer Cell, 2019. 35: p. 519.e8–533.e8.

25. da Costa, A., et al., Targeting replication stress in cancer therapy. Nat Rev Drug Discov, 2023. 22(1): p. 38-58.

26. Gallo, D., et al., CCNE1 amplification is synthetic lethal with PKMYT1 kinase inhibition. Natur,e 2022. 604: p. 749–756.

27. Yi J, et al., MYC status as a determinant of synergistic response to Olaparib and Palbociclib in ovarian cancer. EBioMedicine, 2019. 43: p. 225–237.

28. Zhou J, et al., A first in-class polymerase theta inhibitor selectively targets homologous-recombination-deficient tumors. Nat Cancer, 2021. 2: p. 598–610.

29. Yap TA, et al., Abstract CT007: PETRA: first in class, first in human trial of the next generation PARP1-selective inhibitor AZD5305 in patients (pts) withBRCA1/2, PALB2 or RAD51C/D mutations. Cancer Res, 2022. 82: p. CT007.

30. Sun, C., et al., Rational combination therapy with PARP and MEK inhibitors capitalizes on therapeutic liabilities in RAS mutant cancers. Sci Transl Med, 2017. 9(392).

31. Matulonis, U.A., et al., Efficacy and Safety of Mirvetuximab Soravtansine in Patients With Platinum-Resistant Ovarian Cancer With High Folate Receptor Alpha Expression: Results From the SORAYA Study. J Clin Oncol, 2023. 41(13): p. 2436-2445.

32. Frenel, J.S., et al., Efficacy of subsequent chemotherapy for patients withBRCA1/2-mutated recurrent epithelial ovarian cancer progressing on olaparib versus placebo maintenance: post-hoc analyses of the SOLO2/ENGOT Ov-21 trial. Ann Oncol, 2022. 33: p. 1021–1028.

33. Roulston, A., et al., RP-3500: A Novel, Potent, and Selective ATR Inhibitor that is Effective in Preclinical Models as a Monotherapy and in Combination with PARP Inhibitors. Mol Cancer Ther, 2022. 21(2): p. 245-256.

34. Wethington, S.L., et al., Combination of PARP and ATR inhibitors (olaparib and ceralasertib) shows clinical activity in acquired PARP inhibitor-resistant recurrent ovarian cancer. J Clin Oncol, 2021. 39: p. 5516.

35. Konstantinopoulos, P.A., et al., Berzosertib plus gemcitabine versus gemcitabine alone in platinum-resistant high-grade serous ovarian cancer: a multicentre, open-label, randomised, phase 2 trial. Lancet Oncol, 2020. 21: p. 957–968.

36. Parsels, L.A., et al., PARP1 Trapping and DNA Replication Stress Enhance Radiosensitization with Combined WEE1 and PARP Inhibitors. Mol Cancer Res, 2018 Feb. 16(2): p. 222-232.

37. Lheureux, S., et al., EVOLVE: A Multicenter Open-Label Single-Arm Clinical and Translational Phase II Trial of Cediranib Plus Olaparib for Ovarian Cancer after PARP Inhibition Progression. Clin Cancer Res, 2020. 26(16): p. 4206-4215.

38. Lampert, E.J., et al., Combination of PARP Inhibitor Olaparib, and PD-L1 Inhibitor Durvalumab, in Recurrent Ovarian Cancer: a Proof-of-Concept Phase II Study. Clin Cancer Res, 2020. 26(16): p. 4268-4279.

39. González-Martín, A. and L. Sánchez-Lorenzo, Immunotherapy with checkpoint inhibitors in patients with ovarian cancer: Still promising? Cancer, 2019. 125 Suppl 24: p. 4616-4622.

40. Banerjee, S., et al., Phase II study of olaparib plus durvalumab with or without bevacizumab (MEDIOLA): final analysis of overall survival in patients with non-germline BRCA-mutated platinum-sensitive relapsed ovarian cancer. Ann Oncol, 2022. 33: p. S788–S789.

41. Konstantinopoulos, P.A., et al., Single-arm phases 1 and 2 trial of niraparib in combination with pembrolizumab in patients with recurrent platinum-resistant ovarian carcinoma. JAMA Oncol, 2019. 5: p. 1141.

42. Lampert, E.J., et al., Combination of PARP inhibitor olaparib, andPD-L1 inhibitor durvalumab, in recurrent ovarian cancer: a proof-of-concept phase II study. Clin Cancer Res Off J Am Assoc Cancer Res, 2020. 26: p. 4268–4279.

43. Harter, P., et al., DUO-O: A randomized phase III trial of durvalumab (durva) in combination with chemotherapy and bevacizumab (bev), followed by maintenance durva, bev and olaparib (olap), in newly diagnosed advanced ovarian cancer patients. Journal of Clinical Oncology, 2019. 37(15_suppl): p. TPS5598-TPS5598.

Kombinations-therapien

7. Kombinationstherapien

PARP-Inhibitoren spielen eine entscheidende Rolle in der Behandlung des epithelialen Ovarialkarzinoms (OC). Allerdings wird ihr Nutzen maßgeblich vom *BRCA*- und HR-Status beeinflusst. Wie bereits in den vorherigen Kapiteln dargestellt ist bei Vorliegen einer *BRCA1/2*-Mutation oder einer HR-Defizienz der therapeutische Effekt einer PARP-Inhibitor-Therapie deutlich größer.

Molekulare Analysen zeigen, dass jedoch ca. 50 % der epithelialen Ovarialkarzinome einen HR-profizienten Tumor aufweisen, hier wiederum mit einem deutlich niedrigeren Therapieeffekt einer PARP-Inhibitor-Therapie. Damit auch diese Patienten von einer effektiven PARP-Inhibitor-Therapie profitieren können und zudem der therapeutische Benefit in der Gesamtpopulation der high-grade epithelialen OC optimiert werden kann, werden daher Kombinationspartner für PARP-Inhibitoren gesucht.

Insbesondere gilt ein weiteres Augenmerk den primär HR-defizienten Tumoren, welche unter PARP-Inhibitor-Therapie Resistenzen entwickeln. Die Entstehung solcher PARP-Inhibitor-Resistenzen werden u.a. auf die Wiederherstellungen der zuvor insuffizienten DNA-Reparaturmechanismen (homologen Rekombination) durch sekundäre reverse Mutationen zurückgeführt. Geeignete Kombinationstherapie mit einem PARP-Inhibitor könnten daher eine potenzielle Strategie zur Überwindung dieser Resistenzmechanismen darstellen.

7.1. Kombination von Immuncheckpoint- und PARP-Inhibitoren

Die Immuntherapie hat mit der Entwicklung von Immuncheckpoint-Inhibitoren gegen PD-1 und PD-L1 in den letzten Jahren wegweisende Fortschritte in der Behandlung von unterschiedlichsten Karzinomentitäten herbeigeführt.

Da eine Expression von PD-L1 auch beim epithelialem Ovarialkarzinom bekannt ist und mit einer schlechteren Prognose einhergeht [1], besteht berechtigte Erwartung im Einsatz der Immuncheckpoint-Inhibitoren auch für das epithelialem Ovarialkarzinom ein gutes Ansprechen zu erzielen.

Erste Monotherapie-Studien, sowohl in den frühen Phasen (wie z.B. die Keynote-100-Studie (NCT02674061) mit Pembrolizumab und die Javelin-Solid-Tumor-Studie (NCT01772004) mit Avelumab) wie auch randomisierte Phase-III-First-line-Studien (wie z.B. die JAVELIN-OVARIAN-100-Studie (NCT02718417) mit Avelumab und die IMagyn050-Studie (NCT03038100) mit Atezolizumab, beide in Kombination mit Platin/Taxan-haltiger Chemotherapie) zeigten jedoch, dass die Erfolge der Immuncheckpoint-Inhibitoren bei anderen Tumorentitäten sich nicht ohne weiteres auf das Ovarialkarzinom übertragen ließen [2-5].

Das epitheliale OC wird immunologisch zu den "kalten" Tumoren gezählt. Diese Hypothese stützt sich u.a. auf der vergleichsweise niedrigen Tumormutationslast (Anzahl von Mutationen in der Tumor-DNA) von OC und einer charakteristisch niedrigen Anzahl tumorsuppressiver Immunzellen im Tumor [6, 7].

Die Einteilung als immunologisch "kalter" Tumor deckt sich auch mit dem zuvor beschriebenen moderaten Ansprechen auf Immuncheckpoint-Inhibitoren in der Monotherapie und in der Kombination mit einer Chemotherapie.

In diesem Zusammenhang wurde daher nach effektiven Kombinationspartnern zur Behandlung des epithelialen OC gesucht. Dabei wurde schließlich auch die Kombination aus Niraparib und einem PD-L1-Antikörper im Mausmodell untersucht. Hierbei konnte sowohl in den *BRCA*-Mutanten- als auch in *BRCA*-Wildtyp-Tumormodellen ein synergistischer Effekt der Kombinationstherapie gezeigt werden [8].

Auch wenn die gesamte Komplexität der Wechselwirkungen zwischen PARP-Inhibitoren und Immuncheckpoint-Inhibitoren noch nicht vollumfänglich erfasst ist, steht fest, dass die Kombination aus einem PD-1/PD-L1- und einem PARP-Inhibitor mehrere synergistische Effekte aufweist.

Hierbei gilt es einen genaueren Blick auf das Tumormikromilieu und die dort stattfindenden Veränderungen unter PARP-Inhibitor-Therapie zu werfen. Durch die PARP-Inhibitor vermittelte Inaktivierung der DNA-Reparaturmechanismen kommt es zu einer erhöhten Mutationsrate in der Tumorzelle und konsekutiv zu einer erhöhten

Neoantigen-Expression [9]. Tumore mit erhöhter Mutationslast und verstärkter Neoantigen-Expression haben nachweislich eine erhöhte Sensitivität gegenüber einer Immuncheckpoint-Inhibitor-Therapie [10].

Von großer Bedeutung scheint außerdem die PARP-Inhibitor-vermittelte Rekrutierung von Immunzellen zu sein. Durch die PARP-Inhibition kommt es zur Akkumulation von doppelsträngigen DNA-Fragmenten im Zytosol der Krebszelle und somit zu einer Aktivierung des cGas/STING (cGMP-AMP-Synthase-Stimulator of interferon genes)-Signalwegs, welcher eine CCL5- und CXCL10-vermittelte Immunantwort folgt und konsekutiv in der Rekrutierung von tumorsuppressiven $CD8^+$-und $CD4^{+-}$T-Zellen mündet [11]. Zusätzlich bewirkt die Aktivierung des cGas/STING-Signalwegs auch eine erhöhte PD-L1-Expression [12]. Des Weiteren kommt es durch die im Rahmen der PARP-Inhibitor-Therapie vermittelten DNA-Schäden und nachfolgenden Untergang von Tumorzellen zur Freisetzung von sog. "damage-associated molecular patterns" (DAMPs), welche in einer verstärkten Rekrutierung von tumorsuppressiven Antigen-präsentierenden Zellen resultiert [13].

Tumorzellen zeigen zudem unter PARP-Inhibitor-Therapie eine erhöhte Expression von PD-L1. Diese Up-Regulation wird u.a auf eine durch die PARP-Inhibition ausgelöste Signalkaskade zurückgeführt, welche in einer Hemmung der GSK3β-Kinase resultiert, die im aktiven Zustand eine hemmende Wirkung auf die PD-L1-Expression hat [14].

Auch die Aktivierung des cGas/STING-Signalwegs hat eine erhöhte PD-L1-Expression zur Folge [15]. Die PD-L1-Hochregulierung macht die Tumorzelle nun deutlich sensibler gegenüber einer Immuncheckpoint-Inhibitor-Therapie [14].

Zusammenfassend bestehen sowohl auf molekularer Ebene, wie in Tiermodellen ausreichend Hinweise, dass durch die Kombination von PARP-Inhibitor und Immuntherapie eine Wirksamkeitssteigerung erreicht werden kann.

Neben den PD-1/PD-L1-Inhibitoren werden auch weitere Immuncheckpoint-Inhibitoren wie der CTLA4-Inhibitor Tremelimumab in aktuellen Studien in der Kombinationstherapie untersucht [16].

Diesem Ansatz folgend wurden mehrere Kombinationsstudien in der Primär- und in der Rezidivsituation beim Ovarialkarzinom untersucht.

Die JAVELIN OVARIAN PARP 100-Studie (NCT03642132) sollte als eine der ersten Phase-III-Studien die Kombination aus Avelumab und Talazoparib in der Primärsituation des fortgeschrittenen Ovarialkarzinoms evaluieren. Im März 2019 wurde die Studie vorzeitig nach Rekrutierung von 79 Patientinnen abgebrochen. Als Begründung wurden mehrere Faktoren u.a. die zuvor veröffentlichten negativen Zwischenergebnisse der JAVELIN OVARIAN 100-Studie [17, 18].

Im Rahmen der MEDIOLA-Studie (NCT02734004) wurde an 66 Patientinnen mit einem Platin-sensitiven Rezidiv die Kombination aus Olaparib und dem Anti-PD-L1-Antikörper Durvalumab untersucht. Hierbei wurden für Patientinnen mit einer *BRCA*-Mutation Ansprechraten (ORR) von 72 %, mit einem medianen progressionsfreien Überleben (PFS) von 11,1 Monaten berichtet. Patientinnen ohne *BRCA*-Mutation zeigten eine ORR von 34,4 %, bei einem medianem PFS von 5,5 Monaten (☞ Tab. 7.1) [19].

In einem ähnlichen Ansatz untersuchte die TOPACIO-Studie (NCT02657889) die Kombination aus Pembrolizumab und Niraparib bei Patientinnen mit einem Platin-resistenten, rezidivierten OC unabhängig vom *BRCA*-Status. Hier wurden trotz des deutlich vortherapierten Kollektivs (im median 3 Vortherapien) immerhin Ansprechraten von 18 % bei einer Krankheitskontrollrate von 65 % detektiert (☞ Tab. 7.1). Weder der *BRCA*-Mutationsstatus, noch HR-Status, noch PD-L1-Status konnten als prädiktive Biomarker für ein Therapieansprechen identifiziert werden [20].

Weitere Kombinationstherapien wurden in der JAVELIN PARP Medley-Studie (NCT03330405), einer Basket-Studie, untersucht. In dieser Studie wurde an 31 Patienten mit Platin-sensitiven, rezidivierten Ovarialkarzinomen die Kombination aus Avelumab und Talazoparib untersucht. Die Ansprechraten betrugen bei Vorliegen einer *BRCA*-Mutation 64 %, gegenüber 20 % bei Fehlen einer *BRCA*-Mutation (☞ Tab. 7.1) [21].

In der Erstlinientherapie untersuchte die ATHENA-Studie (NCT03522246) als Phase-III-Studie die Erhaltungstherapie mit Rucaparib als Mono-

Primärsituation						
Studienname / NCT	**Status**	**Phase (n)**	**Studien-design**	**Kombinationstherapie**	**Ergebnis/Endpunkt**	**Lit.**
JAVELIN OVARIAN PARP 100 NCT03642132	Abbruch März 2019	III (79)	dreiarmig	Talazoparib + Avelumab	Studienabbruch	Eskander et al. [18]
OLAPEM NCT04417192	Ergebnisse ausstehend	II (30)	zweiarmig	• Arm 1: Olaprib • Arm 2: Olaprib + Pembrolizumab	ORR	[23]
ATHENA NCT03522246	pub. 2024	III (1000)	vierarmig	• Arm 1: Rucaparib + Nivolumab • Arm 2: Rucaparib + Placebo • Arm 3: Placebo + Nivolumab • Arm 4: Placebo + Placebo	PFS Arm 1 vs Arm 2: 15,0 vs 20,2 Mo HR: 1,3; 95% CI: 1,1-1,5	Monk et al. [27]
Platin-sensitive Rezidivsituation						
Studienname / NCT	**Status**	**Phase (n)**	**Studien-design**	**Kombinationstherapie**	**Ergebnis/Endpunkt**	**Lit.**
MEDIOLA NCT02734004	pub. 2019	II (66)	einarmig	Olaprib + Durvalumab	• ORR: 71,9 % (95% CI: 53,25-86,25) • mPFS: 11,1 Mo (95% CI: 8,2-15,9)	Drew et al. [19]
JAVELIN PARP Medley NCT03330405	pub. 2022	II (31)	einarmig	Talazoparib + Avelumab	• ORR BRCAmut: 63,6 % (95% CI: 30,8-89,1) • DOR BRCAmut: nach 16,1 Mo nicht erreicht (5,6-≥18,4 Mo) • ORR BRCAwt: 20,0 % (95% CI: 5,7-43,7) • DCR BRCAwt: 3,9 Mo (2,3-5,5)	Yap et al. [21]
NRG-GY021 NCT04034927	Ergebnisse ausstehend	II (170)	zweiarmig	• Arm 1: Olaprib • Arm 2: Olaprib + Tremelimumab	PFS	[28]

ANITA NCT03598270	exp. 01.01.2025	III (414)	zweiarmig	• Arm 1: Platin-basierte CTx + Atezolizumab + Niraparib • Arm 2: Platin-basierte CTx + Placebo + Niraparib	PFS: 11,2 vs 10,1 Mo (HR: 0,89 (95% CI: 0,71-1,10), p=0,28)	Gonzalez-Martin et al. [27]
DOVACC NCT14742075	exp. 01.06.2026	II (184)	dreiarmig	• Arm 1: Olaprib • Arm 2: Olaprib +Durvalumab • Arm 3: Olaprib +Durvalumab + UV1	PFS	[24]
Platin-resistente Rezidivsituation						
Studienname / NCT	Status	Phase (n)	Studien-design	Kombinationstherapie	Ergebnis/Endpunkt	Lit.
TAPACIO/Keynote-162 NCT02657889	pub. 2020	II (62)	einarmig	Niraparib + Pembrolizumab	• ORR: 18 % (90% CI: 11-29) • mPFS: 3,4 Mo (95% CI: 2,1-5,1) • DCR: 65 % (90% CI: 54-75)	Konstanti-nopoulos et al. [20]
MITO-33 NCT04679064	exp. 01.01.2025	III (427)	zweiarmig	• Arm 1: pegyliertes liposomales Doxo-rubicin / Paclitaxel / Gemcitabin / Topotecan • Arm 2: Dostarlimab + Niraparib	OS	[26]

Tab. 7.1: Kombinationstherapien aus Immuncheckpoint-Inhibitoren und PARP-Inhibitoren.
Mo: Monate.

therapie gegenüber der Kombinationstherapie aus Nivolumab und Rucaparib. Die Kombination aus Nivolumab und Rucaparib zeigte keinen PFS-Vorteil gegenüber der Monotherapie mit Rucaparib [22].

Die OLAPEM-Studie (NCT04417192) untersucht aktuell als Phase-II-Studie ebenfalls in der Primärsituation die Kombination aus einem Immuncheckpoint-Inhibitor und einem PARP-Inhibitor. Sie evaluiert die Wirksamkeit und Sicherheit der präoperativen Monotherapie mit Olaparib, mit oder ohne Pembrolizumab, bei bisher unbehandelten Patienten mit HRD-positiven Tumoren [23].

Des Weiteren prüfen mehrere Studien die Kombination aus einem PARP-Inhibitor und einem Immuncheckpoint-Inhibitor in der Rezidivsituation (☞ Tab. 7.1).

Im Rahmen der DOVACC-Studie wird der Einsatz des Krebsimpfstoffs UV1 an Patientinnen ohne *BRCA*-Mutation in Kombination mit Olaparib und Durvalumab im Vergleich zur Monotherapie mit Olaparib und im Vergleich zur Kombination aus Olaparib und Durvalumab in der Erhaltungstherapie nach erfolgter Platin-haltigen Kombinationstherapie untersucht [24].

Die ANITA-Studie (NCT03598270, Atezolizumab) und die MITO-33-Studie (NCT04679064, Dostarlimab) widmen sich beide als große Phase-III-Studien der Kombination eines Immuncheckpoint-Inhibitors und Niraparib in der Rezidivsituation.

Die ANITA-Studie untersuchte dabei die Platin-sensitive Rezidivsituation, während die MITO-33-Studie Patientinnen einschloss, für die eine erneute Platin-haltige Chemotherapie keine Option ist [25, 26].

Die bereits veröffentlichten Ergebnisse der ANITA-Studie konnten kein signifikant verlängertes progressionsfreies Überleben für die Hinzunahme von Atezolizumab zeigen [27].

Auch andere Immuncheckpoint-Inhibitoren als PD1- und PD-L1-Hemmer sind Gegenstand der aktuellen Forschung. So prüft die NRG-GY021-Studie (NCT04034927) aktuell die Kombination aus dem CTLA-4-Inhibitor Tremelimumab und Olaparib beim rezidivierten, Platin-sensitiven OC [28].

7.2. Kombination von Angiogenese- und PARP-Inhibitoren

Die Angiogenese, als Prozess der Entstehung neuer Blutgefäße aus vorbestehenden Blutgefäßen stellt einen entscheidenden Faktor in der Tumorprogression bei Malignomen im Allgemeinen und auch beim epithelialen Ovarialkarzinom dar [29, 30]. Dieser Prozess wird über vaskuläre endotheliale Wachstumsfaktoren (VEGFs) reguliert. Diese im Blut zirkulierenden Wachstumsfaktoren, sowie die auf der Zelloberfläche korrespondierenden VEGF-Rezeptoren (VEGFR) können von Angiogenese-Inhibitoren gebunden bzw. blockiert werden und somit Ihre Wirkung aufgehoben werden [31]. Mehrere Angiogenese-Hemmer, wie z.B. Bevacizumab [32], Nintedanib [33], Pazopanib [34] und Cediranib [35] haben bereits in diversen Studien eine Antitumoraktivität beim Ovarialkarzinom gezeigt. Nach den Ergebnissen der GOG-218-Studie und der ICON7-Studie ist Bevacizumab in Europa von der Europäische Arzneimittel-Agentur (EMA) mit Platin-basierter Chemotherapie in der Primär- und Rezidivsituation zugelassen [36, 37].

Eine Kombinationstherapie aus einem PARP-Inhibitor und einem Angiogenese-Hemmer erscheint aus mehreren Gründen sinnvoll.

Bisherige Studien deuten darauf hin, dass durch Hemmung der Angiogenese die Homologe Rekombination (HR) des Tumors maßgeblich beeinflusst wird [38, 39]. Die durch die Angiogenese-Hemmer ausgelöste Hypoxie im Tumor führt zu einer Herunterregulation der Schlüsselproteine der HR (*BRCA1/2* und *RAD51*). Konsekutiv kommt es zu einer Störung der DNA-Reparaturmechanismen und zu einer Erhöhung der homologen Rekombinationsdefizienz [38, 39]. Dies resultiert in einer gesteigerten Empfindlichkeit gegenüber einer Behandlung mit PARP-Inhibitoren [40].

Diese Hypothese konnte durch Daten von Liu et al. (NCT01116648) gestützt werden. Hierbei wurde in einer randomisierten Phase-II-Studie an 90 Patientinnen mit rezidivierten, Platin-sensitiven OC-Rezidiven die Kombination aus Cediranib und Olaparib untersucht. Es zeigte sich ein medianes PFS von 17,7 Monaten bei Einnahme der Kombinationstherapie, gegenüber 9,0 Monaten bei Einnahme von Olaparib und einem Placebo

(☞ Tab. 7.2). Insbesondere bei Patientinnen ohne *BRCA*1/2-Mutation zeigte die Kombinationstherapie ein deutlich verlängertes medianes PFS gegenüber der Placebo-kontrollierten Kohorte (16,5 Monate vs. 5,7 Monate) [41].

Ferner wurde beschrieben, dass PARP-1 in epithelialen Ovarialkarzinomzellen eine erhöhte Expression des Angiogenese-Signalmoleküls VEGF-A bewirkt. Eine PARP-1-Inhibitor-Therapie könnte folglich auch eine potentielle Angiogenese-Hemmung zur Folge haben, welche durch die Hinzunahme eines Angiogenese-Hemmers zusätzlich verstärkt werden könnte [42].

Des Weiteren weisen Angiogenese-Hemmer und PARP-Inhibitoren deutlich unterschiedliche Nebenwirkungsprofile auf und zeigen somit nur sehr limitierend überlappende Toxizität, sodass eine synergistische Kombination mit einer erhöhten Antitumor-Aktivität, ohne gleichzeitige Steigerung der Toxizität möglich wäre.

Mehrere Studien haben bisher die Kombinationstherapie aus einem Angiogenese-Hemmer und einem PARP-Inhibitor beim epithelialen Ovarialkarzinom untersucht (☞ Tab. 7.2).

Die Kombination aus Cediranib und PARP-Inhibitor wurde ferner in weiteren Phase-II- und -III-Studien untersucht.

Nach der bereits erwähnten Studie von Lui et al. erfolgte der Einsatz von Cediranib und Olaparib an 70 Patientinnen (NCT 02345265). Die Studienpopulation wurde in zwei Gruppen mit Platin-sensitiven (n=35) und Platin-resistenten OC-Rezidiven unterteilt. Es zeigte sich für die Platin-sensitiven, rezidivierten OC-Patientinnen ein medianes PFS von 7 Monaten mit einer Krankheitskontrollrate (DCR) von 91 % und einer Gesamtansprechrate von 77 %. Demgegenüber zeigte sich in der Platin-resistenten Gruppe ein schlechteres Ansprechen mit einem medianen PFS von 6 Monaten, einer DCR von 43 % und einem ORR von 20 % (7/35). Von den 7 Platin-resistenten Patientinnen, welche auf die Therapie angesprochen hatten wiesen drei eine *BRCA*-Mutation auf [43].

Im Rahmen der EVOLVE-Studie (NCT02681237) untersuchten Lheureux et al. die Kombination aus Olaparib und Cediranib an Patientinnen mit rezidivierten OC. Die Studienpopulation (n=34) war stark vorbehandelt (im Median 5 Vortherapien) und wurde entsprechend der Vortherapien in drei Kohorten unterteilt. 11 Patientinnen waren Platin-sensitiv (Kohorte 1), 10 Patientinnen Platin-resistent (Kohorte 2) und 13 Patientinnen zeigten ein Rezidiv nach Chemotherapie bei vorausgegangenem Progress unter PARP-Inhibitor-Therapie (Kohorte 3: davon 2 Platin-sensitiv, 11 Platin-resistent). Für die gesamte Studienpopulation zeigte sich eine ORR von 9 % (Kohorte 1: 0 %, Kohorte 2: 20 %, Kohorte 3: 8 % (☞ Tab. 7.2)) [44].

Ein ebenfalls stark vortherapiertes Patientenkollektiv (im Median 4 Vortherapien), allerdings ausschließlich in der rezidivierten, Platin-resistenten Situation ohne Vorliegen einer *BRCA*-Keimbahn-Mutation, wurde auch von Lee et al. in der CONCERTO-Studie (NCT02889900) untersucht. Unter der Gabe von Cediranib und Olaparib zeigte sich eine ORR von 15,3 % mit einem medianen PFS von 5,1 Monaten [45].

In der randomisierten Phase-III-GY004-Studie (NCT02446600) wurde die Kombination aus Olaparib und Cediranib gegenüber einer Monotherapie mit Olaparib oder einer standardisierten Platin-basierten Chemotherapie in der Platin-sensitiven Rezidivsituation eines high-grade serösen oder endometrioiden OC (unabhängig vom *BRCA*-Status) untersucht. Weitere histologische high-grade OC-Typen wurden bei Vorliegen einer *BRCA*-Mutation ebenfalls eingeschlossen.

Der primäre Endpunkt dieser Überlegenheitsstudie (das progressionsfreie Überleben) konnte allerdings nicht belegt werden. Die Ergebnisse zeigten für die Kombination aus Olaparib und Cediranib ein medianes PFS von 10,4 Monaten gegenüber einem medianen PFS von 10,3 Monaten bei erneuter Platin-basierter Chemotherapie. Die Kombinationstherapie zeigte gegenüber der Chemotherapie kein verbessertes PFS (HR:0,86 (95%-CI 0,66-1,10; p=0,077) [46].

Auch die BAROCCO-Studie (NCT03314740), in der die Chemotherapie-freie Kombination aus Olaparib und Cediranib gegen eine wöchentlichen Chemotherapie mit Paclitaxel verglichen wurde, konnte zwar für die kontinuierliche Einnahme ein numerisches (mPFS: 5,6 Monate vs. 3,1 Monate), aber nicht signifikant verbessertes PFS für die Kombinationstherapie zeigen (HR: 0,76 (90%-CI: 0,50-1,14; p=0,265). Eine intermittierende Gabe (an 5 Tagen in der Woche) gegenüber der wöchentlichen Chemotherapie zeigte keinen Benefit (mPFS 3,8 Monate vs. 3,1 Monate, HR: 1,03 (90%-CI: 0,68-1,55; p=0,904). In dieser Studie waren ausschließlich Patientinnen mit einem Platin-sensitiven Rezidiv eingeschlossen [47].

Die OCTOVA-Studie (NCT03117933) untersuchte die Monotherapie mit Olaparib im Vergleich zu einer Kombination aus Olaparib und Cediranib und einer wöchentlichen Chemotherapie mit Paclitaxel in der Rezidivsituation (innerhalb von 12 Monaten nach Platin-basierter Chemotherapie).

Die Kombinationstherapie zeigte ein verlängertes PFS gegenüber der Monotherapie mit Olaparib (5,4 Monate vs. 3,7 Monate, HR: 0,7; 60%-CI= 0,57-0,86; p=0,08). Gegenüber der Chemotherapie konnte kein verbessertes PFS gezeigt werden (3,7 Monate vs. 3,9 Monate, HR: 0,97; 60%-CI: 0,79-1,19; p=0,55) [48].

Die ICON 9-Studie, welche nach erfolgter platinbasierter Chemotherapie die Kombination aus Olaparib und Cediranib gegenüber Olaparib allein in der Rezidivsituation prüfte, zeigte, keinen signifikanten PFS- oder OS-Vorteil [49].

Die NRG-GY005-Studie verglich die Therapie aus Cediranib mit und ohne Olaparib gegenüber der standardisierten Chemotherapie (SOC) in der Rezidivsituation. Die Ergebnisse der NRG-GY005-Studie zeigten, dass die Kombination Cediranib/Olaparib das progressionsfreie Überleben im Vergleich zur Standardtherapie numerisch verbesserte, jedoch weder für das progressionsfreie Überleben noch für das Gesamtüberleben eine statistisch signifikante Überlegenheit erreichte [50].

Die Kombinationstherapie mit Bevacizumab und dem PARP-Inhibitor Niraparib gegenüber der Monotherapie mit Niraparib wurde in der AVANOVA-2-Studie (NCT02354131) bei Patienten mit rezidivierten, Platin-sensitiven Ovarialkarzinomen untersucht. Hierbei zeigte sich ein signifikanter PFS-Vorteil (11,9 Monate vs. 5,5 Monate, HR: 0,35; 95%-CI 0,21-0,57; p<0,0001)) für die Kombinationstherapie aus Niraparib und Bevacizumab. Explorative Subgruppenanalysen zeigten, dass der der PFS-Vorteil dabei unabhängig vom HRD-Status ist (☞ Tab. 7.2) [51].

In der Erstlinientherapie des high-grade epithelialen OC ist die PAOLA-1-Studie (NCT02477644) hervorzuheben. Die Fragestellung der PAOLA-Studie war den therapeutischen Mehrwert einer PARP-Inhibitor-Erhaltungstherapie bei Patientinnen mit high-grade OC, die eine Platin/Taxan-haltige Chemotherapie in Kombination mit Bevacizumab erhalten hatten in der First-line-Behandlung zu überprüfen. In dieser Studie erhielten alle Patientinnen Bevacizumab analog den seit 2012 in Europa unterliegenden Kriterien, zusätzlich wurde Olaparib bzw. Placebo als Erhaltungstherapie addiert. Durch die Hinzunahme von Olaparib konnte eine signifikante Verbesserung des PFS (primärer Endpunkt) in der Intention-to-treat (ITT)-Population gezeigt werden (22,1 Monate vs. 16,6 Monate, HR: 0,59; 95%-CI 0,49-0,72; p< 0,0001).

In den geplanten Subgruppenanalysen zeigte sich jedoch die PFS-Verbesserung lediglich in der Gruppe der Patientinnen mit einer *BRCA1/2*-Mutation (37,2 vs. 21,7 Monate (HR: 0,31; 95%-CI 0,20-0,47; p<0,001) und/oder HR-Defizienz (37,2 vs. 17,7 Monate; HR: 0,33; 95%-CI 0,25-0,45; p<0,001). Kein Therapievorteil lag in der Subgruppe der HR-profizienten Tumore vor (16,6 vs. 16,2 Monate; HR: 1,00; 95%-CI 0,75-1,35). Seit 2020 ist somit die Kombination von Bevacizumab mit Olaparib als Erhaltungstherapie in *BRCA1/2*-mutierten und/oder HRD-positiven Patienten zugelassen [52].

Auf dem ESMO Kongress 2022 wurden die laut Studienplan (drei Jahre nach Veröffentlichung der PFS-Daten) vorgesehenen Gesamtüberlebensdaten veröffentlicht. Hierbei zeigte sich für Patientinnen mit einer *BRCA1/2*-Mutation ein klinisch relevanter Therapievorteil zugunsten von Olaparib (5-Jahres-OS: 73 % vs. 54 %; HR 0,62; 95%-CI 0,39-0,93) und auch für HRD-positive (ohne *BRCA1/2*-Mutation) Patientinnen (5-Jahres-OS: 55 % vs. 44 %, HR 0,71; 95%-CI 0,45-1,13). Für HRD-negativen Patienten konnte kein Unterschied im OS erzielt werden (5-Jahres-OS: 26 % vs. 32 %, HR 1,19; 95%-CI 0,88-1,63) [53].

In der einarmigen Phase-II-OVARIO-Studie (NCT03326193) wurden Patientinnen mit einem fortgeschrittenen high-grade OC mit der Kombinationstherapie aus Niraparib und Bevacizumab behandelt. Das mediane PFS betrug 19,6 Monate in der gesamten Studienpopulation. Deutliche Unterschiede zeigten sich abhängig vom HR-Status (☞ Tab. 7.2) [54].

Cediranib + PARP-Inhibitor							
Studienname / NCT	Status	Phase (n)	Patienten-kollektiv	Studien-design	Kombinationstherapie	Ergebnis/Endpunkt	Lit.
Liu et al. NCT01116648	pub. 2014	II (90)	Rezidiv (Platin-sensitiv)	zweiarmig	• Arm 1: Cediranib + Olaparib • Arm 2: Placebo + Olaparib	• mPFS: 17,7 Mo vs. 9,0 Mo (BRCAwt: 16,5 Mo vs. 5,7 Mo.; BRCAmut: 19,4 Mo vs. 16,5 Mo) • HR: 0,42 (95%-CI 0,23-0,76; p=0,005) • ORR 79,6 % vs. 47,8 % • OR: 4,24; 95%-CI 1,53-12,22; p=0,002)	Liu et al. [41]
GY004 NCT02446600	pub. 2020	III (565)	Rezidiv (Platin-sensitiv)	dreiarmig	• Arm 1: Olaparib + Cediranib • Arm 2: Olaprib mono • Arm 3: Platin-basierte CTx	• Arm 1: mPFS 10,4 Mo • Arm 2: mPFS 8,2 Mo • Arm 3: mPFS 10,3 Mo • Arm 1 vs. Arm 3: HR: 0,86 (95%-CI 0,66-1,10; p=0,077)	Liu et al. [46]
Liu et al. NCT02345265	pub. 2018	II (70)	Rezidiv (Platin-resistent + Pla-tin-sensitiv)	einarmig	Olaparib + Cediranib	• Platin-sensitiv: ORR: 77 %; mPFS: 7 Mo; DCR: 91 % • Platin-resistent: ORR: 20 %; mPFS: 6 Mo; DCR: 43 %	Liu et al. [43]
EVOLVE NCT02681237	pub. 2019	II (34)	Rezidiv (Platin-resistent + Pla-tin-sensitiv) + Progression un-ter PARPi	einarmig	Olaparib + Cediranib	• Gesamtpoulation: ORR: 12 %; 16-Wo PFS-Rate: 47 % • Kohorte 1: ORR: 0 %; 16-Wo PFS-Rate: 55 % • Kohorte 2: ORR: 20 %; 16-Wo PFS-Rate: 50 % • Kohorte 3: ORR: 8 %; 16-Wo PFS-Rate: 39 %	Lhereux et al. [44]
ICON 9 NCT03278717	exp. 12/2023	III (618)	Rezidiv (Platin-sensitiv)	zweiarmig	• Arm 1: Olaparib + Cediranib • Arm 2: Olaprib	PFS: 13,9 vs. 11,0 Mo (HR: 0,84 (0,65-1,07); p=0,24)	Nicum et al. [49]
BAROCCO NCT03316740	pub. 2019	II (123)	Rezidiv (Platin-resistent)	dreiarmig	• Arm 1: Paclitaxel weekly • Arm 2: Olaparib + Cediranib täglich • Arm 3: Olaparib + Cediranib 5 d/Woche	• mPFS: 3,1 Mo vs. 2: 5,7 Mo vs. 3,8 Mo • Arm 2 vs. Arm 1: HR: 0,76 (90%-CI 0,50-1,14; p=0,265) • Arm 3 vs. Arm 1: HR: 1,03 (90%-CI 0,68-1,55; p=0,904)	Colombo et al. [47]
Concerto NCT02889900	pub. 2020	II (60)	Rezidiv (Platin-resistent)	einarmig	Olaparib + Cediranib	ORR: 15,3 %; mPFS: 5,1 Mo	Lee et al. [45]

OCTOVA NCT03117933	pub. 2021	II (139)	Rezidiv (<12 Mo nach Platin-basierter CTx)	dreiarmig	• Arm 1: Paclitaxel weekly • Arm 2: Olaparib • Arm 3: Olaparib + Cediranib	• mPFS: 3,9 Mo vs. 2: 3,7 Mo vs. 5,4 Mo • Arm 1 vs. Arm 2: HR: 0,97 (60%-CI 0,79-1,19; p=0,55) • Arm 3 vs. Arm 2: HR: 0,70 (60%-CI 0,57-0,86; p=0,08)	Nicum et al. [48]
NRG-GY005 NCT02502266	pub. 2024	III (562)	Rezidiv (Platin-resistent)	dreiarmig	• Arm1 SOC • Arm 2: Cediranib + Olaparib • Arm 3: Cediranib	• mPFS 3,9 vs. 3,7 vs. 5,4 Mo • Arm 1 vs. Arm 2: HR: 0,97 (60%-CI 0,79-1,19; p=0,55) • Arm 3 vs. Arm 2: HR: 0,70 (60%-CI 0,57-0,86; p=0,08)	Lee et al. [50]
Bevacizumab + PARB-Inhibitor							
Studienname / NCT	Status	Phase (n)	Patienten-kollektiv	Studien-design	Kombinationstherapie	Ergebnis/Endpunkt	Lit.
PAOLA-1-Studie NCT02477644	pub. 2019	III (806)	Primärsituation	zweiarmig	Arm 1: Bevacizumab + Olaparib Arm 2: Bevacizumab + Placebo	• PFS: 22,1 vs. 16,6 Mo (HR: 0,59, 95% CI 0,49-0,72; p<0,001) • PFS HRDprofiizient: 16,6 vs. 16,2 Mo (HR: 1,00, 95% CI 0,75-1,35)	Ray-Coquard [52]
OVARIO	pub. 2022	II (105)	Primärsituation	einarmig	Bevacizumab + Niraparib	• mPFS ITT;19,6 Mo • mPFS HRd: 28,3 Mo • mPFS HRp: 14,2 Mo • mPFS HRnd: 12,1 Mo	Hardesty et al. [54]
AVANAOVA2 NCT02354131	pub. 2019	II (97)	Rezidiv (Platin-sensitiv)	zweiarmig	• Arm 1: Niraparib + Bevacizumab • Arm 2: Niraparib	• mPFS: 11,9 Mo vs. 5,5 Mo (HR: 0,35; 95%-CI 0,21-0,57; p<0,0001) • HRD: mPFS 11,9 Mo vs. 6,1 Mo (HR: 0,38; 95%-CI 0,2-0,72; p=0,0019) • HRP: mPFS 11,3 Mo vs. 4,2 Mo (HR: 0,40; 95%-CI 0,19-0,85; p=0,129)	Mirza et al. [51]

Tab. 7.2: Kombinationstherapien aus Angiogenese-Hemmer und PARP-Inhibitoren.

Zusammenfassend zeigen die Kombinationsansätze aus einem PARP-Inhibitor und einem Angiogenese-Hemmer vielversprechende Ergebnisse. Unklar aktuell bleibt jedoch in der Erstlinientherapie, welchen Stellenwert die Bevacizumab-Therapie hat, wenn eine PARP-Inhibitor-Erhaltungstherapie gegeben wird. Hierzu laufen aktuell die AGO OVAR 28 (NCT05009082) [55], NIRWANA-Studie (NCT05183984) [56].

7.3. Kombination aus Angiogenese-Hemmer, Immuncheckpoint- und PARP-Inhibitoren

Mehrere Studien analysierten ferner die Dreifachkombination aus einem PARP-Inhibitor, einem Immuncheckpoint-Inhibitor und einem Angiogenese-Hemmer, um die bisher beobachteten synergistischen Effekte zu potenzieren.

Die bereits zuvor erwähnte MEDIOLA-Studie (NCT02734004) untersuchte an Patienten ohne *BRCA*-Mutation die Kombinationstherapie aus Niraparib und Durvalumab mit und ohne Bevacizumab. Die Patienten mit der Zweifachkombination zeigten moderate Ansprechraten von 34 %, während die Studienpopulation mit der Addition von Bevacizumab Ansprechraten von 87,1 % aufwiesen (☞ Tab. 7.3) [57].

Die OPAL-Studie (NCT03574779) hingegen prüfte die Kombination aus Niraparib und Dostarlimab mit Bevacizumab beim Platin-resistenten Rezidiv. Dabei zeigte sich eine Ansprechrate von 17,9 % und ein medianes PFS von 7,6 Monaten (☞ Tab. 7.3) [58].

Die AGO-OVAR 2.29-Studie (NCT03353831) untersuchte die Wirksamkeit von Atezolizumab in Kombination mit Bevacizumab und einer nicht-Platin-basierten Chemotherapie bei Patientinnen mit rezidivierendem, Platin-resistentem Ovarialkarzinom. Die Ergebnisse zeigten, dass die Hinzunahme von Atezolizumab zu Chemotherapie und Bevacizumab keine signifikante Verbesserung der Gesamtüberlebenszeit oder der progressionsfreien Überlebenszeit brachte [59].

In der Erstlinientherapie des epithelialen OC ist die DUO-Studie (NCT03737643) erwähnenswert, in der die Kombinationstherapie mit Olaparib und Durvalumab zusätzlich zur Chemotherapie und Bevacizumab in der Primärsituation untersucht wurde. Abhängig von dem Tumor BRCA-Mutationsstatus wurden die Patienten unterschiedlichen Behandlungskohorten zu geteilt. Patienten mit BRCA-Mutation erhielten zusätzlich zur Chemotherapie den Anti-PD-L1-Antikörper Durvalumab und optional Bevacizumab sowie eine Erhaltungstherapie mit Olaparib. Lag keine BRCA-Mutation vor, erfolgte eine Chemotherapie mit Bevacizumab +/- Durvalumab +/- Olaparib [60]. Die kürzlich präsentierten initialen Ergebnisse zeigten erstmals PFS-Vorteil für die Kombination mit einem Immuncheckpoint-Inhibitor beim Ovarialkarzinom (☞ Kap. 2.3.) [61].

Die FIRST-Studie (NCT03602859) untersucht aktuell die Kombinationstherapie aus Niraparib und Dostarlimab in der Erstlinientherapie bei fortgeschrittenem, nicht-muzinösen, epithelialen Ovarialkarzinom. In dem dreiarmigen Studiendesign enthält jede Kohorte eine Platin-basierte Chemotherapie mit optionalem Bevacizumab als Komedikation und Erhaltungstherapie.

Patienten mit einer *BRCA*-Mutation werden einem der Therapiearme mit PARP-Inhibitor zugeordnet, sodass diese Patienten von einer PARP-Inhibitor-Erhaltungstherapie profitieren können (gemäß den SOLO1-Daten).

Nach den positiven Ergebnissen der PRIMA- und PAOLA-1-Studien wurde der Arm mit reiner Placebo-Erhaltungstherapie beendet, um allen Patienten die Standard-of-care-Therapie mit einem PARP-Inhibitor zukommen zulassen [62].

Die ENGOT-OV43 / KEYLINK-001-Studie (NCT03740165) prüft die Kombinationstherapie aus Olaparib und Pembrolizumab als Erhaltungstherapie in der Erstliniensituation nach einer Platin-basierten Chemotherapie mit der optionalen Gabe von Bevacizumab bei fortgeschrittenem Ovarialkarzinom [63].

Eine Reihe weiterer Triplet-Studien mit der Kombination von PARP-Inhibitoren, Immuntherapie und Anti-Angiogenese sind gelaufen, die Ergebnisse sind in Tab. 7.3 zusammengefasst dargestellt [64-66].

7.4. Weitere Kombinationspartner mit PARP-Inhibitoren

Während des Zellzyklus sind die Serin/Threonin-Kinasen ATM (Ataxia Telangiectasia Mutated)

Studienname / NCT	Status	Phase (n)	Patienten-kollektiv	Studien-design	Kombinationstherapie	Ergebnis/Endpunkt	Lit.
Primärsituation							
ENGOT-OV43/ Keylink-001 NCT03740165	exp. 05/2025	III (1367)	Primär-situation	dreiarmig	• Arm 1: Pembrolizumab + Olaparib +/– Bevacizumab • Arm 2: Pembrolizumab + Placebo +/– Bevacizumab • Arm 3: Placebo + Placebo +/– Bevacizumab	PFS	[63]
FIRST NCT03602859	exp. 06/2026	III (1405)	Primär-situation	dreiarmig	• Arm 1: SOC + Placebo +/– Bevacizumab • Arm 2: SOC + Placebo + Niraparib +/– Bevacizumab • Arm 3: Dostarlimab + Niraparib +/– Bevacizumab	PFS	[62]
DUO-O NCT03737643	exp. 12/2027	III (1374)	Primär-situation	mehr-armig	Non-BRCAm: • Arm 1: SOC + Bevacizumab + Placebo + Placebo • Arm 2: SOC + Bevacizumab + Durvalu-mab + Placebo • Arm 3: SOC +/– Bevacizumab+ Durvalu-mab + Olaparib	HR: 0,63 (0,52-0,76; p<0,0001); PFS Non-BRCAm: 23,0 vs. 37,3	Har-ter et al. [61]
Rezidivsituation							
Studienname / NCT	**Status**	**Phase (n)**	**Patienten-kollektiv**	**Studien-design**	**Kombinationstherapie**	**Ergebnis/Endpunkt**	**Lit.**
MEDIOLA NCT02734004	pub. 2020	II (63)	Rezidiv (Platin-sensibel)	zweiarmig	• Arm 1: Olaparib + Durvalumab • Arm 2: Olaparib + Durvalumab + Bevacizumab	• Arm 1: ORR: 34,4 %; mPFS: 5,5 Mo • Arm 2: ORR: 87,1 %; mPFS: 14,7 %	Drew et al. [57]
OPAL NCT03574779	pub. 2021	II (41)	Rezidiv (Platin-resistent)	einarmig	Olaparib + Dostarlimab + Bevacizumab	• ORR: 17,9 % • mPFS: 7,6 Mo	Liu et al. [58]

GINECO BOLD NCT04015739	pub. 2021	II (74)	Rezidiv (Platin-resistent + Platin-sensibel)	einarmig	Olaparib + Durvalumab + Bevacizumab	• PR: DCR nach 6 Mo: 30 %; mPFS: 4,1 Mo; mOS: 18,8 Mo • PS: DCR nach 6 Mo: 44 %; mPFS: 4,9 Mo; mOS: 18,5 Mo	Freyer et al. [64]
KG OG 3045/ AMBITION NCT03699449	pub. 2021	II (70)	Rezidiv (Platin-resistent)	fünfarmig Umbrella-Studie	• Arm 1: Olaparib + Cediranib • Arm 2: Olaparib + Durvalumab • Arm 3: Durvalumab + PLD / Topotecan / Paclitaxel • Arm 4: Durvalumab + Tremelimumab + PLD / Topotecan / Paclitaxel • Arm 5: Durvalumab + Tremelimumab + Paclitaxel	• Arm 1: ORR 50 % • Arm 2: ORR 42,9 % • Arm 3: ORR 20 % • Arm 4: ORR 33,3 % • Arm 5: ORR 29,4 %	Lee et al. [65]
NRG-GY023 NCT04739800	pub. 2023	II (164)	Rezidiv (Platin-resistent)	vierarmig	• Arm 1: Paclitaxel / PLD / Topotecan • Arm 2: Durvalumab + Cediranib + Olaparib • Arm 3: Durvalumab + Cediranib • Arm 4: Cediranib + Olaparib	PFS	Lee et al. [66]
AGO-OVAR 2.29	pub. 2024	III (574)	Rezidiv (Platin-resistent)	zweiarmig	• Arm 1: Paclitaxel / PLD + Bevacizumab + Azetolizumab • Arm 2: Paclitaxel / PLD + Bevacizumab + Placebo	PFS: 6,3 vs. 6,6 Mo (HR: 0,88 (95% CI: 0,73-1,05), p00,15) OS: 14,3 vs. 13,0 Mo (HR: 0,83 (95% CI: 0,68-1,01), p=0,06)	Mar-mé et al. [59]

Tab. 7.3: Kombination aus Angiogenese-Hemmer, Immuncheckpoint- und PARP-Inhibitoren.

Studienname / NCT	Status	Phase (n)	Patienten-kollektiv	Studien-design	Kombinationstherapie	Ergebnis/Endpunkt	Lit.
CAPRI NCT03462342	pub. 2021	II (13)	Rezidiv (PARP-resistent)	einarmig	Olaparib + Ceralasertib	ORR: 46 %	Wethington et al. [69]
EFFORT NCT03579316	pub. 2021	II (89)	Rezidiv (PARP-resistent)	zweiarmig	• Arm 1: Adavosertib + Olaparib • Arm 2: Adavosertib mono	• ORR: 29 % vs. 23 % • mPFS: 6,8 vs. 5,5 Mo	Westin et al. [72]
ATARI NCT04065269	pub. 2023	II (40)	rezidivierte gynäkologische Malignome	vierarmig	• Arm 1a: klarzeliges Ca des Ovars/ Uterus mit ARID1A-Verlust behandelt mit Ceralasertib • Arm 1b: klarzeliges Ca des Ovars/ Uterus mit ARID1A-Verlust behandelt mit Ceralasertib + Olaparib (wird nachfolgend eröffnet, falls keine Aktivität in Arm 1a beobachtet wird) • Arm 2: klarzeliges Ca des Ovars/ Uterus ohne ARID1A-Verlust behandelt mit Ceralasertib + Olaparib • Arm 3: seltene gynäkologische Malignome unabhängig vom ARID1A-Status behandelt mit Ceralasertib + Olaparib	ORR Arm 1a: 14 % ORR Arm 2: 14 % ORR Arm 3: 24 %	Banerjee et al. [71]
DUETTE NCT04239014	exp. 12/2023	II (192)	Rezidiv (Platin-sensibel)	dreiarmig	• Arm 1: Ceralasertib + Olaparib • Arm 2: Olaparib • Arm 3: Placebo	PFS	[70]
EPIK-O/ ENGOT-OV61 NCT04729387	pub. 2025	III (358)	Rezidiv (Platin-resistent)	zweiarmig	• Arm 1: Alpelisib + Olaparib • Arm 2: SOC (Paclitaxel / PLD)	HR: 1,14 (95% CI: 0,8-1,48; p=0,84)	Konstantinopoulos et al. [73]

Tab. 7.4: Weitere Kombinationspartner mit PARP-Inhibitoren.

und ATR (Ataxia Telangiectasia and Rad3 related) von entscheidender regulatorischer Bedeutung. Sie registrieren vorliegende DNA-Einzelstrang- (vorrangig ATR) und DNA-Doppelstrangschäden (vorrangig ATM) und aktivieren nachgeschaltete Effektoren, einschließlich CHK1 und WEE1. Dies initiiert die Rekrutierung spezifischer DNA-Reparaturproteine und führt gleichzeitig zu einem Zellzyklusarrest.

ATR-, ATM- und WEE1-Inhibitoren bewirken somit ein Ausbleiben der DNA-Reparaturmechanismen und induzieren eine Tumorzellapoptose. Die Kombination dieser Kinase-Inhibitoren könnte somit die Sensitivität auf PARP-Inhibitoren sowohl in HR-profizienten als auch HR-defiziente Tumoren steigern [67]. In der Tat konnte in Xenotransplantat-Modellen die kombinierte Hemmung von PARP und ATR bereits eine Überwindung einer PARP-Inhibitor-Resistenz zeigen [68].

Wethington et al. Untersuchten im Rahmen der CAPRI-Studie (NCT03462342) die Kombination aus Olaparib und dem oralen ATR-Kinase-Inhibitor Ceralasertib an HR-defizienten Tumoren und PARP-Inhibitor-Resistenz, mit einem rezidivierten Ovarialkarzinom. In den bereits veröffentlichten Ergebnissen konnte eine Ansprechrate von 46 % gezeigt werden, ein möglicher Hinweis darauf, dass diese Kombination vorhandene PARP-Inhibitor-Resistenzen effektiv überwinden kann (☞ Tab. 7.4) [69].

Im Rahmen der DUETTE-Studie (NCT04239014) und der ATARI-Studie (NCT04065269) wurde die Kombinationstherapie aus Ceralasertib und Olaparib bei Patientinnen mit rezidivierten, Platin-sensitiven Ovarialkarzinomen bzw. klarzelligen gynäkologischen Malignomen untersucht (☞ Tab. 7.4) [70, 71].

Die EFFORT-Studie (NCT03579316) untersuchte die Kombination aus Olaparib und dem WEE1-Inhibtor Adavosertib an Patientinnen die unter PARP-Inhibitor-Therapie eine Tumorprogression zeigten. Die Ansprechraten in dem stark vorbehandeltem Patientenkollektiv (Median: 4 Vortherapien) betrugen unter Kombinationstherapie 29 % gegenüber 23 % unter alleiniger Adavosertib-Therapie (☞ Tab. 7.4) [72].

Auch weitere Kombinationspartner für PARP-Inhibitoren wurden untersucht. Im Rahmen der EPIK-O-Studie (NCT04729387) wurde die Kombination aus Olaparib und dem Phosphoinositid-3-Kinase-Inhibitor Alpelisib gegenüber einer Chemotherapie mit Paclitaxel oder PLD verglichen. Die Ergebnisse zeigten jedoch keinen PFS-Vorteil für die Kombination aus Olaparib und Alpelisib (☞ Tab. 7.4) [73].

Literatur

1. Hamanishi J, Mandai M, Iwasaki M et al. Programmed cell death 1 ligand1 and tumor-infiltrating CD8+ T lymphocytes are prognostic factors of human ovarian cancer. Proc Natl Acad Sci U S A 2007;104:3360-3365.

2. Matulonis UA, Shapira-Frommer R, Santin AD, Lisyanskaya AS, Pignata S, Vergote I, Raspagliesi F, Sonke GS, Birrer M, Provencher DM, Sehouli J, Colombo N, González-Martín A, Oaknin A, Ottevanger PB, Rudaitis V, Katchar K, Wu H, Keefe S, Ruman J, Ledermann JA. Antitumor activity and safety of pembrolizumab in patients with advanced recurrent ovarian cancer: results from the phase II KEYNOTE-100 study. Ann Oncol 2019;30(7):1080-1087.

3. Disis ML, Taylor MH, Kelly K et al. Efficacy and safety of avelumab for patients with recurrent or refractory ovarian cancer: Phase 1b results from the JAVELIN Solid Tumor trial. JAMA Oncol 2019;5:393-401.

4. Ledermann JA, Colombo N, Oza AM et al. Avelumab in combination with and/or following chemotherapy vs. chemotherapy alone in patients with previously untreated epithelial ovarian cancer: Results from the phase 3 JAVELIN OVARIAN 100 trial. Gynecol Oncol 2020;159: 13-14.

5. Moore KN, Bookman M, Sehouli J, Miller A, Anderson C, Scambia G, Myers T, Taskiran C, Robison K, Mäenpää J, Willmott L, Colombo N, Thomes-Pepin J, Liontos M, Gold MA, Garcia Y, Sharma SK, Darus CJ, Aghajanian C, Okamoto A, Wu X, Safin R, Wu F, Molinero L, Maiya V, Khor VK, Lin YG, Pignata S. Atezolizumab, bevacizumab, and chemotherapy for newly diagnosed stage III or IV ovarian cancer: Placebo-controlled randomized phase III trial (IMagyn050/GOG 3015/ENGOT-OV39). J Clin Oncol 2021;39(17):1842-1855. Erratum in: J Clin Oncol 2021;39(21):2420.

6. Chalmers ZR, Connelly CF, Fabrizio D, Gay L, Ali SM, Ennis R, Schrock A, Campbell B, Shlien A, Chmielecki J, Huang F, He Y, Sun J, Tabori U, Kennedy M, Lieber DS, Roels S, White J, Otto GA, Ross JS, Garraway L, Miller VA, Stephens PJ, Frampton GM. Analysis of 100,000 human cancer genomes reveals the landscape of tumor mutational burden. Genome Med 2017;9(1):34.

7. Le Saux O, Ray-Coquard I, Labidi-Galy SI. Challenges for immunotherapy for the treatment of platinum resistant ovarian cancer. Semin Cancer Biol 2021;77:127-143.

8. Wang Z, Sun K, Xiao Y, et al. Niraparib activates interferon signaling and potentiates anti-PD-1antibody efficacy in tumor models. Sci Rep 2019;9(1):1853.

9. Germano G, Lamba S, Rospo G, et al. Inactivation of DNA repair triggers neoantigen generation and impairs tumour growth. Nature 2017;552(7683):116-120.

10. Yarchoan M, Johnson BA 3rd, Lutz ER, Laheru DA, Jaffee EM. Targeting neoantigens to augment antitumour immunity. Nat Rev Cancer 2017;17(4):209-222. Erratum in: Nat Rev Cancer 2017;17 (9):569.

11. Shen J, Zhao W, Ju Z, et al. PARPi triggers the STING-dependent immune response and enhances the therapeutic efficacy of immune checkpoint blockade independent of BRCAness. Cancer Res 2019;79(2):311-319.

12. Gao Y, Yang J, Cai Y et al. IFN-gamma-mediated inhibition of lung cancer correlates with PD-L1 expression and is regulated by PI3K-AKT signaling. Int J Cancer 2018;143:931-943.

13. Brown JS, Sundar R, Lopez J. Combining DNA damaging therapeutics with immunotherapy: more haste, less speed. Br J Cancer 2018;118(3):312-324.

14. Jiao S, Xia W, Yamaguchi H, et al. PARP inhibitor upregulates PD-L1 expression and enhances cancer-associated immunosuppression. Clin Cancer Res 2017; 23(14):3711-3720.

15. Sato H, Niimi A, Yasuhara T, Permata TBM, Hagiwara Y, Isono M, Nuryadi E, Sekine R, Oike T, Kakoti S, Yoshimoto Y, Held KD, Suzuki Y, Kono K, Miyagawa K, Nakano T, Shibata A. DNA double-strand break repair pathway regulates PD-L1 expression in cancer cells. Nat Commun 2017;8(1):1751.

16. National Library of Medicine (U.S.) (2019, July). Testing the addition of an immunotherapy drug, tremelimumab, to the PARP inhibition drug, olaparib, for recurrent ovarian, fallopian tube or peritoneal cancer. Identifier NCT04034927. Available at https://clinicaltrials.gov/ct2/show/NCT04034927

17. Merck KGaA, Darmstadt, Germany, Press Release 19.03.2019, https://www.merckgroup.com/de/news/javelin-ovarian-parp-19-03-2019.html

18. National Library of Medicine (U.S.) (2018, August). Avelumab and talazoparib in untreated advanced ovarian cancer (JAVELIN OVARIAN PARP 100). Identifier NCT03642132. Available at https://clinicaltrials.gov/ct2/show/NCT03642132

19. Drew Y, Kaufman B, Banerjee S et al. Phase II study of olaparib plus durvalumab (MEDIOLA): Updated results in germline BRCA-mutated platinum-sensitive relapsed (PSR) ovarian cancer (OC). Ann Oncol 2019;30 (Suppl. 5):1190PD

20. Konstantinopoulos PA, Waggoner S, Vidal GA et al. Single-arm phases 1and 2 trial of niraparib in combination with pembrolizumab in patients with recurrent platinum-resistant ovarian carcinoma. JAMA Oncol 2019.

21. Yap TA, Bardia A, Dvorkin M, Galsky MD, Beck JT, Wise DR, Karyakin O, Rubovszky G, Kislov N, Rohrberg K, Joy AA, Telli ML, Schram AM, Conte U, Chappey C, Stewart R, Stypinski D, Michelon E, Cesari R, Konstantinopoulos PA. Avelumab plus talazoparib in patients with advanced solid tumors: The JAVELIN PARP medley nonrandomized controlled trial. JAMA Oncol 2022 Nov 17.

22. Monk BJ, Coleman RL, Fujiwara K, et al. ATHENA (GOG-3020/ENGOTov45):a randomized, phase III trial to evaluate rucaparib as monotherapy (ATHENA-MONO) and rucaparib in combination with nivolumab (ATHENA COMBO) as maintenance treatment following frontline platinum-based chemotherapy in ovarian cancer. Int J Gynecol Cancer 2021;31(12):1589-1594.

23. U.S. National Library of Medicine. Olaparib Monotherapy and Olaparib + Pembrolizumab Combination Therapy for Ovarian Cancer (OLAPem) Identifier: NCT04417192. Available at https://clinicaltrials.gov/ct2/show/NCT04417192

24. National Library of Medicine (U.S.) (2018, August). Olaparib, Durvalumab and UV1 in Relapsed Ovarian Cancer (DOVACC). Identifier NCT04742075. Available at https://clinicaltrials.gov/ct2/show/NCT04742075

25. Gonzalez Martin A, Sanchez Lorenzo L, Colombo N, dePontChristensen R, Heitz F, Meirovitz M, et al. A phase III, randomized, double blinded trial of platinum based chemotherapy with or without atezolizumab followed by niraparib maintenance with or without atezolizumab in patients with recurrent ovarian, tubal, or peritoneal cancer and platinum treatment free interval of more than 6 months: ENGOT-Ov41/GEICO 69-O/ANITA Trial. Int J Gynecol Cancer 2021;31(4):617-622.

26. Musacchio L, Salutari V, Pignata S, et al. Randomized phase III trial onniraparib-TSR-042 (dostarlimab) versus physician's choice chemotherapy in recurrent ovarian, fallopian tube, or primary peritoneal cancer patients not candidate for platinum retreatment: NItCHE trial (MITO 33). Int J Gynecol Cancer 2021;31(10):1369-1373.

27. González-Martín A, Rubio MJ, Heitz F, Depont Christensen R, Colombo N, Van Gorp T, et al. Atezolizumab Combined With Platinum and Maintenance Niraparib for Recurrent Ovarian Cancer With a Platinum-Free Interval >6 Months: ENGOT-OV41/GEICO 69-O/ANITA Phase III Trial. J Clin Oncol. 2024 Sep 18:JCO2400668

28. National Library of Medicine (U.S.) (2019, July). Testing the addition of an immunotherapy drug, tremelimumab, to the PARP inhibition drug, olaparib, for recurrent ovarian, fallopian tube or peritoneal cancer.

Identifier NCT04034927. Available at. https://clinicaltrials.gov/ct2/show/NCT04034927

29. Mesiano S, Ferrara N, Jaffe RB. Role of vascular endothelial growth factor in ovarian cancer: inhibition of ascites formation by immunoneutralization. Am J Pathol 1998;153:1249-1256

30. Manenti L, Riccardi E, Marchini S, et al. Circulating plasma vascular endothelial growth factor in mice bearing human ovarian carcinoma xenograft correlates with tumor progression and response to therapy. Mol Cancer Ther 2005;4:715-725

31. Presta LG, Chen H, O'Connor SJ, et al. Humanization of an anti-vascular endothelial growth factor monoclonal antibody for the therapy of solid tumors and other disorders. Cancer Res 1997;57:4593-4599

32. Burger RA, Brady MF, Bookman MA, et al. Gynecologic Oncology Group. Incorporation of bevacizumab in the primary treatment of ovarian cancer. N Engl J Med 2011;365:2473-83.

33. Ray-Coquard I, Cibula D, Mirza MR, Reuss A, Ricci C, Colombo N, Koch H, Goffin F, González-Martin A, Ottevanger PB, Baumann K, Bjørge L, Lesoin A, Burges A, Rosenberg P, Gropp-Meier M, Harrela M, Harter P, Frenel JS, Minarik T, Pisano C, Hasenburg A, Merger M, du Bois A; AGO Study Group-led GCIG/ENGOT Intergroup Consortium. Final results from GCIG/ENGOT/AGO-OVAR 12, a randomised placebo-controlled phase III trial of nintedanib combined with chemotherapy for newly diagnosed advanced ovarian cancer. Int J Cancer. 2020;146(2):439-448.

34. du Bois A, Floquet A, Kim JW, et al. Incorporation of pazopanib in maintenance therapy of ovarian cancer. J Clin Oncol 2014;32:3374-82.

35. Matulonis UA, Berlin S, Ivy P, et al. Cediranib, an oral inhibitor of vascular endothelial growth factor receptor kinases, is an active drug in recurrent epithelial ovarian, fallopian tube, and peritoneal cancer. J Clin Oncol 2009; 27:5601-6.

36. Perren TJ, Swart AM, Pfisterer J, Ledermann JA, Pujade-Lauraine E, Kristensen G et al. A phase 3 trial of bevacizumab in ovarian cancer. N Engl J Med 2011;365: 2484-2496.

37. Burger RA, Brady MF, Bookman MA, Fleming GF, Monk BJ, Huang H et al. Incorporation of bevacizumab in the primary treatment of ovarian cancer. N Engl J Med 2011;365:2473-2483.

38. Bindra RS, Gibson SL, Meng A, Westermark U, Jasin M, Pierce AJ, et al. Hypoxia-induced down-regulation of *BRCA1* expression by E2Fs. Cancer Res 2005;65(24): 11597-604.

39. Bindra RS, Schaffer PJ, Meng A, Woo J, Måseide K, Roth ME, et al. down-regulation of Rad51 and decreased homologous recombination in hypoxic cancer cells. Mol Cell Biol 2004;24(19):8504-18.

40. Lim JJ, Yang K, Taylor-Harding B, Wiedemeyer WR, Buckanovich RJ. VEGFR3 inhibition chemosensitizes ovarian cancer stem like cells through down-regulation of *BRCA1* and *BRCA2*. Neoplasia 2014;16:343-453.

41. Liu JF, Barry WT, Birrer M, Lee JM, Buckanovich RJ, Fleming GF, Rimel B, Buss MK, Nattam S, Hurteau J, Luo W, Quy P, Whalen C, Obermayer L, Lee H, Winer EP, Kohn EC, Ivy SP, Matulonis UA. Combination cediranib and olaparib versus olaparib alone for women with recurrent platinum-sensitive ovarian cancer: a randomised phase 2 study. Lancet Oncol 2014;15(11):1207-14.

42. Wei W, Li Y, Lv S, Zhang C, Tian Y. PARP-1 may be involved in angiogenesis in epithelial ovarian cancer, Oncol Lett 2016;12:4561-4567.

43. Liu J, Barry W, Wenham R, Wahner Hendrickson A, Armstrong D, Chan N et al. A phase 2 biomarker trial of combination cediranib and olaparib in relapsed platinum (Plat) sensitive and plat resistant ovarian cancer (Ovca). J Clin Oncol 2018;(15_suppl):5519.

44. Lheureux S, Oaknin A, Garg S, Bruce JP, Madariaga A, Dhani NC, et al. EVOLVE: A multicenter open-label single-arm clinical and translational phase II Trial of cediranib plus olaparib for ovarian cancer after PARP inhibition progression. Clin Cancer Res 2020;26(16):4206-15.

45. Lee JM, Moore RG, Ghamande S, Park MS, Diaz JP, Chapman J, Kendrick J, Slomovitz BM, Tewari KS, Lowe ES, Milenkova T, Kumar S, Dymond M, Brown J, Liu JF. Cediranib in combination with olaparib in patients without a germline *BRCA1/2* mutation and with recurrent platinum-resistant ovarian cancer: Phase IIb CONCERTO Trial. Clin Cancer Res 2022;28(19):4186-4193.

46. Liu JF, Brady MF, Matulonis UA, Miller A, Kohn EC, Swisher EM, Cella D, Tew WP, Cloven NG, Muller CY, Bender DP, Moore RG, Michelin DP, Waggoner SE, Geller MA, Fujiwara K, D'Andre SD, Carney M, Alvarez Secord A, Moxley KM, Bookman MA. Olaparib with or without cediranib versus platinum-based chemotherapy in recurrent platinum-sensitive ovarian cancer (NRG-GY004): A randomized, open-label, phase III trial. J Clin Oncol 2022;40(19):2138-2147.

47. Colombo N, Nicoletto MO, Benedetti Panici P, Tognon G, Bologna A, Lissoni AAet al., LBA58 - BAROCCO: a randomized phase II study of weekly paclitaxel vscediranib-olaparib combination given with continuous or intermittent schedule inpatients with recurrent platinum resistant ovarian cancer (PROC). Ann Oncol 2019;30:v896.

48. Nicum S, Holmes J, McGregor N, Dunn R, Collins L, Kaye S, McNeish I, Glasspool RM, Hall M, Roux R, Michael A, Banerjee S, Kristeleit R, Jayson G, Clamp A,

Mansouri A. 722O Randomised phase II trial of olaparib compared to weekly paclitaxel or olaparib plus cediranib in patients with platinum-resistant ovarian cancer (OCTOVA), Annals of Oncology, Abstract only 2021; 32(S5):S725-S726.

49. Nicum S. et al. LBA33 ICON9: International phase III randomized study to evaluate the efficacy of maintenance therapy with olaparib and cediranib or olaparib alone in patients with relapsed platinum-sensitive ovarian cancer following a response to platinum-based chemotherapy. Annals of Oncology 2024, Volume 35, S1225 - S1226.

50. Lee JM et al. Cediranib and Olaparib Combination Compared With Cediranib or Olaparib Alone, or Chemotherapy in Platinum-Resistant or Primary Platinum-Refractory Ovarian Cancer: NRG-GY005. JCO 0, JCO.24.00683.

51. Mirza MR, Åvall Lundqvist E, Birrer MJ, dePont Christensen R, Nyvang GB, Malander S, Anttila M, Werner TL, Lund B, Lindahl G, Hietanen S, Peen U, Dimoula M, Roed H, Ør Knudsen A, Staff S, Krog Vistisen A, Bjørge L, Mäenpää JU; AVANOVA investigators. Niraparib plus bevacizumab versus niraparib alone for platinum-sensitive recurrent ovarian cancer (NSGO-AVANOVA2/ENGOT-ov24): a randomised, phase 2, superiority trial. Lancet Oncol 2019;20(10):1409-1419.

52. Ray-Coquard I, Pautier P, Pignata S, Pérol D, González-Martín A, Berger R, Fujiwara K, Vergote I, Colombo N, Mäenpää J, Selle F, Sehouli J, Lorusso D, Guerra Alía EM, Reinthaller A, Nagao S, Lefeuvre-Plesse C, Canzler U, Scambia G, Lortholary A, Marmé F, Combe P, de Gregorio N, Rodrigues M, Buderath P, Dubot C, Burges A, You B, Pujade-Lauraine E, Harter P; PAOLA-1 Investigators. Olaparib plus bevacizumab as first-line maintenance in ovarian cancer. N Engl J Med 2019; 381(25):2416-2428.

53. Ray-Coquard IL, Leary A, Pignata S, Cropet C, Gonzalez Martin AJ, Bogner G, Yoshida H, Vergote IB, Colombo N, Maenpaa J, Selle F, Schmalfeldt B, Scambia G, Guerra Alia EM, Lefeuvre-Plesse C, Belau A, lortholary A, Gropp-Meier M, Pujade-Lauraine E, Harter P. LBA29 - Final overall survival (OS) results from the phase III PAOLA-1/ENGOT-ov25 trial evaluating maintenance olaparib (ola) plus bevacizumab (bev) in patients (pts) with newly diagnosed advanced ovarian cancer (AOC). Annals of Oncology 2022;33(suppl_7):S808-S869.

54. Hardesty MM, Krivak TC, Wright GS, Hamilton E, Fleming EL, Belotte J, Keeton EK, Wang P, Gupta D, Clements A, Gray HJ, Konecny GE, Moore RG, Richardson DL. OVARIO phase II trial of combination niraparib plus bevacizumab maintenance therapy in advanced ovarian cancer following first-line platinum-based chemotherapy with bevacizumab. Gynecol Oncol 2022; 166(2):219-229.

55. Heitz F, Marth C, Henry S, Reuss A, Cibula D, Gaba L, Colombo N, Polleis S, Harter P. AGO-OVAR 28/ENGOT-ov57: Niraparib versus niraparib in combination with bevacizumab in patients with carboplatin-taxane based chemotherapy in advanced ovarian cancer-A multicenter, randomized, phase III trial. Journal of Clinical Oncology 2022;40:16_suppl:TPS5612-TPS5612.

56. National Library of Medicine (U.S.) (2022, January). Niraparib With beVAcizumab After Complete cytoreductioN in Patients With ovArian Cancer (NIRVANA-1). Identifier NCT05183984. Available at. https://www.clinicaltrials.gov/ct2/show/NCT05183984

57. Drew Y, Penson RT, O'Malley DM et al. Phase II study of olaparib (O) plus durvalumab (D) and bevacizumab (B) (MEDIOLA): Initial results in patients (pts) with non-germline BRCA-mutated (non-gBRCAm) platinum sensitive relapsed (PSR) ovarian cancer (OC). Ann Oncol 2020;31:S615-S616.

58. Musacchio L, Cicala CM, Camarda F, Ghizzoni V, Giudice E, Carbone MV, Ricci C, Perri MT, Tronconi F, Gentile M, Salutari V, Scambia G, Lorusso D. Combining PARP inhibition and immune checkpoint blockade in ovarian cancer patients: a new perspective on the horizon? ESMO Open 2022;7(4):100536.

59. Marmé F. et al. Atezolizumab versus placebo in combination with bevacizumab and non-platinum-based chemotherapy in recurrent ovarian cancer: Final overall and progression-free survival results from the AGO-OVAR 2.29/ENGOT-ov34 study. J Clin Oncol 2024;42, LBA5501-LBA5501(2024). DOI:10.1200/JCO.2024.42.17]

60. Harter P, Bidzinski M, Colombo N et al. DUO-O: A randomized phase III trial of durvalumab (durva) in combination with chemotherapy and bevacizumab (bev), followed by maintenance durva, bev and olaparib (olap), in newly diagnosed advanced ovarian cancer patients. J Clin Oncol 2019;37:TPS5598.

61. Harter P et al. Durvalumab with paclitaxel/carboplatin (PC) and bevacizumab (bev), followed by maintenance durvalumab, bev, and olaparib in patients (pts) with newly diagnosed advanced ovarian cancer (AOC) without a tumor BRCA1/2 mutation (non-tBRCAm): Results from the randomized, placebo (pbo)-controlled phase III DUO-O trial. J Clin Oncol 2023;41, LBA5506-LBA5506(2023). DOI:10.1200/JCO.2023.41.17_suppl.LBA5506

62. Hardy-Bessard AC, Moore KN, Mirza MR, et al. ENGOT-OV44/FIRSTstudy: a randomized, double-blind, adaptive, phase III study of standard of care (SOC) platinum-based therapy dostarlimab followed by niraparib dostarlimab maintenance as first-line (1L) treatment of stage 3 or 4 ovarian cancer (OC). J Clin Oncol 2020; 38(suppl 15):TPS6101.

63. Vergote I, Sehouli J, Salutari V, et al. ENGOT-OV43/ KEYLYNK-001: a phase III, randomized, double-blind, active- and placebo-controlled study of pembrolizumab plus chemotherapy with olaparib maintenance for first-line treatment of BRCA-nonmutated advanced epithelial ovarian cancer. J Clin Oncol 2019;37(suppl 15): TPS5603.

64. Freyer G, Floquet A, Tredan O, Langlois-Jacques C, Selle F, Abdeddaim C, et al. Bevacizumab (Bev), olaparib (Ola) and durvalumab (Durva) in patients with recurrent advanced ovarian cancer (AOC): The GINECO BOLD study. Paper presented at the ESMO Congress 2021. September17-21; Paris; Abstract 733P.

65. Lee JY, Kim BG, Kim JW, Lee JB, Park E, Kim SH, et al. An umbrella study of biomarker-driven targeted therapy in patients with platinum-resistant recurrent ovarian cancer (KGOG 3045, AMBITION). J Clin Oncol 2021;15_suppl:5520.

66. Lee JM, et al. 746MO Randomized phase II trial of durvalumab in combination with olaparib and cediranib (DOC) compared to olaparib and cediranib (OC) or durvalumab and cediranib (DC) or standard of care chemotherapy (SOC) in platinum-resistant ovarian cancer with prior bevacizumab (NRG-GY023), Annals of Oncology 2023, Volume 34, S511

67. Miller R, El-Shakankery K, Lee Y. PARP inhibitors in ovarian cancer: overcoming resistance with combination strategies. J Gynecol Oncol 2022;33(3):e44.

68. Kim H, Xu H, George E, Hallberg D, Kumar S, Jagannathan V, Medvedev S, Kinose Y, Devins K, Verma P, Ly K, Wang Y, Greenberg RA, Schwartz L, Johnson N, Scharpf RB, Mills GB, Zhang R, Velculescu VE, Brown EJ, Simpkins F. Combining PARP with ATR inhibition overcomes PARP inhibitor and platinum resistance in ovarian cancer models. Nat Commun 2020;11(1):3726.

69. Wethington SL, Shah PD, Martin LP, Tanyi JL, Latif NA, Morgan MA, et al. Combination of PARP and ATR inhibitors (olaparib and ceralasertib) shows clinical activity in acquired PARP inhibitor-resistant recurrent ovarian cancer. J Clin Oncol 2021;15_suppl:5516.

70. McMullen M, Karakasis K, Loembe B, Dean E, Parr G, Oza AM. DUETTE: a phase II randomized, multicenter study to investigate the efficacy and tolerability of a second maintenance treatment in patients with platinum-sensitive relapsed epithelial ovarian cancer, who have previously received poly(ADP-ribose) polymerase (PARP) inhibitor maintenance treatment. Int J Gynecol Cancer 2020;30(11):1824-1828.

71. Banerjee S, Stewart J, Porta N et al. ATARI trial: ATR inhibitor in combination with olaparib in gynecological cancers with ARID1A loss or no loss (ENGOT/GYN1/ NCRI). International Journal of Gynecologic Cancer Published Online First: 13 September 2021.

72. Westin SN, Coleman RL, Fellman BM, Yuan Y, Sood AK, Soliman PT, et al. EFFORT: EFFicacy Of Adavosertib in Parp ResisTance: A randomized two-arm noncomparative phase II study of adavosertib with or without olaparib in women with PARP-resistant ovarian cancer. J Clin Oncol 2021;15_suppl:5505.

73. Konstantinopoulos et al. Efficacy and safety of alpelisib plus olaparib versus chemotherapy among patients with platinum-resistant or refractory high-grade serous ovarian cancer without BRCA mutation: Primary analysis of the EPIK-O trial. Gynecologic Oncology 2024; 190:S12.

Testung auf eine Prädisposition für familiären Brust- und Eierstockkrebs: wen und was testen?

8. Testung auf eine Prädisposition für familiären Brust- und Eierstockkrebs: wen und was testen?

8.1. Erbliches Mamma- und Ovarialkarzinom

Etwa 10 % aller Mamma- und 20 % aller Ovarialkarzinome haben nach derzeitigem Kenntnisstand eine erbliche Komponente, das heißt, sie sind auf Mutationen in bestimmten Genen zurückzuführen.

Bei gewissen familiären Konstellationen ist ein Gentest auf Genveränderungen in den Risikogenen indiziert. Die Wahrscheinlichkeit für das Vorliegen einer Genveränderung beträgt bei diesen Familienkonstellationen über 10 % bei Testung mit dem sogenannten TruRisk Panel, bei dem 17 etablierte und andere noch weiter zu erforschende Gene getestet werden [1].

Die Checkliste zur Erfassung einer möglichen erblichen Belastung für familiären Brust- und Eierstockkrebs ist über die Deutsche Krebsgesellschaft (DKG) verfügbar und sollte routinemäßig bei Patienten*innen mit Brust- und Eierstockkrebs (inkl. Borderline-Tumoren, primären Tuben- und Peritonealkarzinomen und STIC (serös tubares intraepitheliales Karzinom)) erhoben werden (https://www.krebsgesellschaft.de/zertdokumente.html).

8.2. Genetische Testung

Neuere Einschlusskriterien umfassen die Testung aller Frauen mit tripelnegativem Mammakarzinom vor dem 60. Lebensjahr und jeder Frau mit einem Ovarialkarzinom vor dem 80. Lebensjahr; die Testung dieses Kollektivs gilt in zertifizierten FBREK-Zentren zur weiteren Validierung im Rahmen der Wissen generierenden Versorgung. Zu dieser erweiterten Testung hat u.a. die AGO TR-1 Studie beigetragen. Sie hat das Vorkommen des BRCA-Gens bei Patientinnen mit einem Ovarialkarzinom untersucht. Es konnte gezeigt werden, dass die Wahrscheinlichkeit für das Vorliegen einer Genmutation auch ohne familiäre Belastung> 10 % war. Insgesamt hatten 20,8 % der Patientinnen eine BRCA 1/2 Keimbahnmutation, 26,4 % der Patientinnen eine Mutation in einem der Risikogene. Die Studie konnte damit zeigen, dass klinische Parameter wie Alter und Familienanamnese das Vorliegen einer Mutation nicht hinreichend ausschließen können [2].

Bei der genetischen Testung unterscheidet man zwischen einer Testung erkrankter Personen als sog. diagnostische genetische Testung und der prädiktiven Testung gesunder Familienangehöriger. Ergebnisse aktueller Studien zu PARP-Inhibitoren haben den Stellenwert der diagnostischen Testung mit potenzieller therapeutischer Implikation sowohl beim Mamma- als auch Ovarialkarzinom deutlich erhöht. Mit Diagnosestellung muss bei allen Patientinnen mit einem Ovarialkarzinom vor dem 80. Lebensjahr frühzeitig eine Testung in die Wege geleitet werden. Sofern bei Patientinnen mit einem Mammakarzinom die Einschlusskriterien nicht erfüllt sind, kann bei entsprechender klinischer Risikokonstellation dennoch zumindest eine BRCA 1/2 Testung erfolgen, und zwar bei Patientinnen mit tripelnegativem und Hormonrezeptorpositivem Mammakarzinom gemäß der Zulassung des PARP-Inhibitors Olaparib in der Adjuvanz/Postneoadjuvanz oder für Patientinnen mit einem HER2-negativen, BRCA-mutierten metastasierten Mammakarzinom.

Die Testung auf das Vorliegen einer BRCA 1/2 Mutation beim Ovarialkarzinom sollte für die Entscheidung der weiteren Therapie sowohl am Tumorgewebe (tBRCA) als auch in der Keimbahn (germline) als Blut- oder Speicheltest (gBRCA) erfolgen. Durch den Bluttest kann unterschieden werden, ob es sich bei der im Tumorgewebe vorliegenden Mutation um eine somatische (sBRCA), auf den Tumor beschränkte und damit erworbene Mutation handelt oder eine angeborene Mutation (gBRCA) vorliegt. Patientinnen, bei denen primär eine Testung am Tumorgewebe erfolgt ist und eine BRCA-Mutation nachgewiesen wurde, sollten dahingehend aufgeklärt werden, dass neben einer humangenetischen Beratung zusätzlich eine Testung auf das Vorliegen einer Keimbahnmutation erfolgen sollte. Im Falle des Vorliegens einer Keimbahnmutation haben Familienangehörige ebenfalls Anspruch auf eine Testung. Das Ergebnis der Testung am Tumorgewebe liegt erfahrungsgemäß innerhalb weniger Tage vor, wohingegen eine Keimbahntestung ca. 4 Wochen dauert. Die Testung sollte frühzeitig mit Diagnosestellung in die Wege geleitet werden. Die Tumorgewebstestung detektiert zusätzliche 6 % an Patientinnen, bei denen ausschließlich eine somatische BRCA-Mutation vorliegt [3,4] und denen durch eine reine Keimbahntestung eine wirksame Therapie vorenthalten würde.

Für den Einsatz des PARP-Inhibitors Olaparib zur adjuvanten Erhaltungstherapie nach Ansprechen auf eine erfolgte Platin-haltige Chemotherapie beim primären Ovarialkarzinom Stadium FIGO III/IV muss eine BRCA-Mutation (gBRCA oder sBRCA) oder eine HRD-Defizienz vorliegen [5]. Eine Kombination der Therapie mit Bevacizumab ist möglich, anders als bei den PARP-Inhibitoren Niraparib und Rucaparib. Gemäß der Zulassung von Niraparib und Rucaparib kann eine Gabe unabhängig vom BRCA/HRD-Status erfolgen, jedoch hatten Patientinnen mit einer BRCA-Mutation oder HRD-Defizienz ein verbessertes progressionsfreies Überleben [6,7]. Dies gilt auch für den PARP-Inhibitor Veliparib, der allerdings bisher noch nicht zugelassen ist [8]. Die BRCA-Testung hat damit nicht nur einen prädiktiven sondern auch einen prognostischen Stellenwert in der Therapie des Ovarialkarzinoms.

Eine Studie mit Real-World Daten zeigt, dass die BRCA-Testung mit der Zeit deutlich zugenommen hat, aber noch häufiger erfolgen könnte, um Patientinnen eine zielgerichtete Therapie und verbesserte Prognose zu ermöglichen [9].

Literatur

1. Kast K, Rhiem K, Wappenschmidt B, et al. Prevalence of BRCA1/2 germline mutations in 21 401 families with breast and ovarian cancer. J Med Genet 2016;53(7): 465–71.

2. Harter P, Hauke J, Heitz F, et al. Prevalence of deleterious germline variants in risk genes including BRCA1/2 in consecutive ovarian cancer patients (AGO-TR-1). PLoS One 2017;12(10).

3. Knabben L, Imboden S, Mueller MD. Genetic testing in ovarian cancer - clinical impact and current practices. Horm Mol Biol Clin Investig 2019;41(3).

4. Hauke J, Hahnen E, Schneider S, et al. Deleterious somatic variants in 473 consecutive individuals with ovarian cancer: Results of the observational AGO-TR1 study (NCT02222883). J Med Genet 2019;56(9):574–80.

5. Ray-Coquard I, Pautier P, Pignata S, et al. Olaparib plus Bevacizumab as First-Line Maintenance in Ovarian Cancer. N Engl J Med 2019;381(25):2416–28.

6. González-Martín A, Pothuri B, Vergote I, et al. Niraparib in Patients with Newly Diagnosed Advanced Ovarian Cancer. New England Journal of Medicine 2019;381(25): 2391–402.

7. Monk BJ, Parkinson C, Cheol Lim M, et al. A Randomized, Phase III Trial to Evaluate Rucaparib Monotherapy as Maintenance Treatment in Patients With Newly Diagnosed Ovarian Cancer (ATHENA-MONO/GOG-3020/ ENGOT-ov45) [Internet]. 2022. Available from: https://doi.org/10.

8. Coleman RL, Fleming GF, Brady MF, et al. Veliparib with First-Line Chemotherapy and as Maintenance Therapy in Ovarian Cancer. New England Journal of Medicine 2019;381(25):2403–15.

9. Huepenbecker SP, Wright JD, Downer MK, et al. Temporal Patterns and Adoption of Germline and Somatic BRCA Testing in Ovarian Cancer. Obstetrics and Gynecology 2022;140(5):758–67.

Index

Index